近代名医珍本医书重刊大系
（第二辑）

集注新解叶天士温热论

杨达夫　著

罗愚　林慧华　点校

天津出版传媒集团

天津科学技术出版社

图书在版编目（CIP）数据

集注新解叶天士温热论 / 杨达夫著；罗愚，林慧华点校 . -- 天津：天津科学技术出版社，2023.6

（近代名医珍本医书重刊大系 . 第二辑）

ISBN 978 - 7 - 5742 - 0982 - 4

Ⅰ . ①集… Ⅱ . ①杨… ②罗… ③林… Ⅲ . ①温病学说—中国—清代②《温热论》—注释 Ⅳ . ①R254.2

中国国家版本馆CIP数据核字（2023）第050806号

集注新解叶天士温热论
JIZHU XINJIE YETIANSHI WENRELUN

策划编辑：吴文博

责任编辑：梁　旭

责任印制：兰　毅

出　　版：天津出版传媒集团
　　　　　天津科学技术出版社

地　　址：天津市西康路35号

邮　　编：300051

电　　话：（022）23332392（发行科）23332377（编辑部）

网　　址：www.tjkjcbs.com.cn

发　　行：新华书店经销

印　　刷：河北环京美印刷有限公司

开本 880 × 1230　1/32　印张 5.875　字数 104 000

2023年6月第1版第1次印刷

定价：58.00元

近代名医珍本医书重刊大系第二辑专家组

读名家经典
悟中医之道

扫描本书二维码，获取以下**正版专属资源**

本书音频 畅享听书乐趣，让阅读更高效

走近名医 学习名家医案，提升中医思维

方剂歌诀 牢记常用歌诀，领悟方剂智慧

- **读书记录册**
  记录学习心得与体会

- **读者交流群**
  与书友探讨中医话题

- **中医参考书**
  一步步精进中医技能

扫码添加智能阅读向导
帮你找到学习中医的好方法！

操作步骤指南 ①微信扫描上方二维码，选取所需资源。

②如需重复使用，可再次扫码或将其添加到微信"收藏"。

推荐文

中医药是我国劳动人民在长期防治疾病的实践中创造的独具特色的医学科学，千百年来为中华民族的繁衍昌盛做出了不可磨灭的贡献。作为新时代的中医药人，弘扬中医文化，传承国药精粹，使其更好地造福于民，是我们的神圣职责和义务。

当前，中医药自身正处在能力提升关键期，国际社会对中医药的关注度也日益提升。近年来，党和国家领导人非常重视发挥中医药在对外交流合作中的独特作用，并对新时期中医工作做出重要指示：一是全新、明确地界定了中医药学在中华文化复兴新时期的关键地位，是"打开中华文明宝库的钥匙"；二是指出了深入研究和科学总结中医药学的积极意义，即"丰富世界医学事业、推进生命科学研究"；三是揭示了中医药学在国际文化交流与合作中的重要作用，即"开启一扇了解中国文化新的窗口，为加强各国人民心灵沟通、增进传统友好搭起一座新的桥梁"。

天津科学技术出版社有限公司和北京文峰天下图书有限公司共同打造的"近代名医珍本医书重刊大系"第二辑包含 19 世纪中医名家代表作，如：《伤寒论启秘附仲景学说之分析》《集注新解叶天士温热论》《脏腑药式补正》《伤寒杂病论会通》《金匮要略释义》《研药指南》《伤寒杂病论义疏附医理探源》《金匮要略新义》《内科杂病综古》《女科综要附医案余笺》《金匮要略改正并注》《伤寒论改正并注》《香岩径》《张锡纯屡试屡效方》《张锡纯中药亲试记》《张锡纯中医论说集》《张锡纯医案讲习录》《张锡纯伤寒论讲义》《伤寒论新义》，包含了刘世桢、张山雷、黄竹斋、张锡纯等医家的代表作。

这些医家对中医发展、中医学术研究具有独特见地。时至今日，他们的学术思想和医案对临床及各类医学问题的研究仍具有重要参考和启迪作用。现将他们的经典医案和医论汇集整理重新出版，以为读者提供一份难得的了解、研究、继承中医的宝贵资料。

此系列丛书的出版，不仅具有示范意义，对全国中医药学术传承发展，也将起到积极的推动作用。且该丛书的点校与出版，并非单纯的医史研究，也非单纯的文献整理点校，而是有着很专业的实用价值，在阅读过程中，可以与这些医家的思想碰撞，产生火花。欣慰之余，愿为之推荐。

名老中医药专家学术经验继承工作指导老师

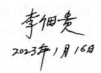

2023年1月16日

序 言

"近代名医珍本医书重刊大系"具有包含医家更多，选取品种更全、更具代表性，梳理更细致，点校者权威等特点。在第一辑的基础上，第二辑继续扩充19世纪中医名家代表作，共计19个品种。具体包括《伤寒论启秘附仲景学说之分析》《集注新解叶天士温热论》《脏腑药式补正》《伤寒杂病论会通》《金匮要略释义》《研药指南》《伤寒杂病论义疏附医理探源》《金匮要略新义》《内科杂病综古》《女科综要附医案余笺》《金匮要略改正并注》《伤寒论改正并注》《香岩径》《张锡纯屡试屡效方》《张锡纯中药亲试记》《张锡纯中医论说集》《张锡纯医案讲习录》《张锡纯伤寒论讲义》《伤寒论新义》，包含了刘世桢、张山雷、黄竹斋、张锡纯等医家的代表作。这次点校着重以中医传统理论结合著者学术经验予以诠解，汇辑各家注解，但不为古人注释所囿，联系所论的因、证、治疗等加以阐论和分析，凭证论治，论证用药。这套书深挖中华医藏，系统梳理19世纪中医名家代表作，可以为中医研究者提供坚实的文献研究基础，承前启后，为复兴中医药文化、提升中医药社会地位提供理论基础。也进一步贯彻了新时期中医工作重要指示精神：全新、明确地界定了中医药学在中华文化复兴新时期的关键地位，是"打开中华文明宝库的钥匙"。

"近代名医珍本医书重刊大系"是目前最系统地甄选19世纪中医名家代表作的系列丛书，特聘国医大师李佃贵指导，并邀请当今的中医名家、青年临床医师加入，进行严谨的点校重刊，旨在为研究中医药知识提供理论基础，传承发展祖国中医药文化。

全景脉学创始人

2023年2月11日

内容提要

　　《温热论》是清代名医叶天士口传心授经验作品，在临床实用上有指导性作用，是温热学说中一部珍贵文献。

　　编者数十年来致力于温热病的研究，根据多年治疗经验和研究心得，以叶天士温热论为基础，汇集各家注解，复采录近贤及各医院和编者本人医案，编成本书，以证明叶氏学说的实用价值，贯彻百家争鸣、理论联系实际和中西医结合的精神。

　　编后赘言一章，论述温热学说上一些主要问题，更可供读者作全面的认识和研究，所以本书对西医学习中医，中医带徒，以及进一步研究祖国医学温热学说的广大中医是有很大参考价值的。

目 录

自 序

祖国医学有数千年的经验积累，尤其是治疗热性病确有独到之处，这些卓越成就，是历代医家从临床实践到理论研究集多数人的经验智慧逐渐丰富起来，至今成为我们治疗急性传染病的准则。

内经热论篇说："今夫热病者，皆伤寒之类也。"又说："凡病伤寒而成温者，先夏至日者为病温；后夏至日者为病暑。"难经五十八难说："伤寒有五，有中风、有伤寒、有湿温、有热病、有温病。"从这些经文看来，可见内难所说的伤寒是一切外因热性病的总称，温暑都包括在内。

后汉张仲景撰用素问九卷、阴阳大论、八十一难著伤寒论，亦是沿袭内难而命名，他勤求古训，博采众方，把疾病的变化归纳成六经，建立以六经为纲领的辨证论治原则，奠定我国医学基础，也是汉以前医学的总结。

热性病的病因、病机、传变规律和治疗方法至为复杂，后代医家又在伤寒论的基础上，按照临床实践，加以阐发补充，逐渐成为一套新的理论——温热学说。

首由刘河间提出："此一时，彼一时，世态居民有所变，天以常火，人以常动，动则属阳，静则属阴，内外皆扰，不可峻用辛温大热之药，纵获一效，其祸数作，岂晓辛凉之剂，以葱白盐豉大能开发郁结，不惟中病令汗而愈，免致辛热之药，攻表不中，其病转甚。"他批判了辛温大热之药，主张辛凉双解，于温热学说的诞生，起到创始作用。后由王安道从季节、证候、发病机制和治疗方法等方面将伤寒温病加以鉴别。他以伤于寒即病为伤寒，不即病谓之温暑，伤寒非辛温之剂，不足以散其寒，温病当治里热为主，解表兼之，亦有治里而表自解者，于温热学说贡献很大。以后，汪石山倡温病有伏气、新感、重感之说。吴又可反对伏寒之说，主张温疫系天地间之杂气、厉气，邪自口鼻而入。于是温热的病原、病机、益以明晰。然治法犹未全备，诚如吴锡璜所说："历代以来，若河间之原病篇，杨栗山之寒温条辨，吴又可之醒医六书，戴天章之广温疫论，皆能就伤寒温热之病症不同处，剖晰精详，而用药大法，非升散即苦寒，犹非面面园到，叶天士先生出，于温热治法，具有慧舌灵心，章虚谷、邵步青、王士雄、吴坤安、吴鞠通、杜羲桐皆宗之，治效历历可纪。"所以温热学说以明清时代为最盛，而叶天士集其大成。

叶天士名桂号香岩，清吴县人，为雍正时（一六六七—一七四六）名医，祖紫帆通医理，父阳生益精其术，少受家学，年十四父殁，从父门人朱某学，闻人善治某证，即往师之，凡更十七师，性复颖悟，故能淹有众长，名著朝野，生平未尝著述。此篇相传为先生游洞庭山时，门人顾景文随之舟中，以当时所语，信笔记录。全篇主要内容："第一，把温病的感受传变和治法加以论述。第二，创立卫、气、营、血辨证体系，划分温热病浅深层次和治疗步骤。第三，叙述察舌验齿和观察斑疹白㾦方法，充实诊断内容。第四，叙述妇女胎前产后和经水适来适断感受温邪的治法。

综此以观，此篇既有实践的丰富经验；又有创造性的见解，确是一篇指导性的文章。

叶氏在本篇开卷即说："温邪上受，首先犯肺，逆传心包，肺主气属卫，心主血属营，辨营卫气血虽与伤寒同，若论治法则与伤寒大异也。"就一般传染病看来，特别是呼吸系传染占大多数是首先有上呼吸道感染的，叶氏的认识甚为正确。温病与伤寒同为外因热性病，但初期治法有辛温、辛凉的迥异是主要关键，故叶氏首先提出。

叶氏以卫气营血别于仲景以六经为辨证纲领，其传变顺序是卫之后方言气，营之后方言血，在卫汗之可也，到气才可清气，入营犹可透热转气……入血就恐耗血、动血，直须凉血、散血，规律分明，切实可循。章虚谷注解说："仲景辨六经证治，于一经中皆有表里浅深之分，温邪虽与伤寒不同，其始皆由营卫，故先生于营卫之中又分气血之浅深，精细极矣。"

伤寒的诊法详于脉诊及腹诊，温病则发展舌诊，温热论察舌从舌质、舌苔辨别病邪之浅深，测知津液之存亡与神经的损害，一望而知，简易可凭。验齿一法，尤是其独创经验。斑疹白痦是多见流行性传染病的症状，叶氏既详细描述，复加以鉴别。

妇女病温有胎前、产后及经水适来适断之异治，叶氏采用古方又批判了通套板法，纠正实多。

总之，叶氏是着重实际的，从临床实践着手，运用伤寒论的理论而又总结了后代温病学说，使外因热性病的辨证论治，更趋于丰富和完善。我们用历史唯物的观点回顾一下，由伤寒到温病，由仲景到天士，正是我国医学学术的发展。章虚谷说："伤寒温病二千年来，纷纷议论，叶天士始辨其源流，明其变化，不独为后学指南，实补仲景之残阙，厥功大矣。"对叶氏确是公允的评价。

此篇世所流传者，有华岫云、唐大烈两人传本。华岫云收在临证指南医案中，名曰叶天士温热论；唐大烈收入吴医汇讲中，名为温证论治。章虚谷根据唐本，收入医门棒喝，加以注解，颇为全面；王孟英依据华本，编入温热经纬，改为叶香岩外感温热篇，多有补充发明。此外陈光淞的温热论笺正分析至为精细；吴锡璜编入中西温热串解，注释略参西说。还有吴坤安、石芾南、周学海、宋佑甫、何廉臣、金寿山等亦皆加以注释。

本篇既系叶氏口传心授监证经验之作，复经诸名家加以注释，集中分析，极尽百家争鸣之能事，对原文精义，更多所阐发。真是祖国医学中一篇重要文献，应当加以学习。

中华人民共和国成立以来，党号召中西医团结合作，贯彻中医政策，西医学习中医的人越来越多，中西医结合治疗研究，已取得巨大成就，我院西医学习中医脱产班结业后，回到本院工作，党政领导命我指导西医以中医的温热学说治疗急性传染病，开展中西医综合治疗病房。我们收治了一些上呼吸道感染、肺炎、粟粒性肺结核、肺化脓、伤寒、斑疹伤寒、风湿热、间日疟、中毒性痢疾、脑炎、毒血症，以及原因不明发热疾患。通过总结，我科的治愈率提高，周转率增快，事实证明，中医好、西医好，中西医结合更好。这是党的中医政策的胜利。

在工作中，我们以叶氏学说为指导，结合临床观察与化验检查结果，更收到中西相得益彰之功。

爰取叶氏原文细加校勘，搜集了十几家注解，贯彻百家争鸣精神，提出些个人看法和体会作为讨论；复采取近代名家医案及我院病历和各地老中医治疗经验，以证实叶氏学说，做到理论联系实际。编写时承西医同志供给我许多理论资料，他山之石，可以攻玉，初步试作中西结合的研究。

　　回忆弱冠时，曾受叶氏之学于先君，三十年前复刊印先君遗著温病讲义，近几年来，又在天津市中医进修学校和西医学习中医脱产班讲授温病三四次，现在在党的培养下，使我发挥所学，主持温热病的治疗，系统观察，远较数十年开业收获为多。因此，我写出这本小册子，以报答党和人民对我的关怀，不妥之处，尚希中西医同道加以指正是幸！

杨达夫

一九六二年十月一日

第一章 温邪感受

原文

温邪上受，首先犯肺，逆传心包。肺主气属卫；心主血属营。辨营卫气血虽与伤寒同，若论治法，则与伤寒大异也。

各家注释

华岫云曰：邪从口鼻而入，故曰上受，但春温冬时伏寒，藏于少阴，遇春时温气而发，非必上受之邪也。则此所论温邪，乃是风热湿温之由于外感者也。

章虚谷曰：诸邪伤人，风为领袖，故称百病之长，即随寒热温凉之气，变化为病，故经言其善行而数变也，身半以上天气主之，为阳；身半以下地气主之，为阴。风从寒化属阴，故先受于足经；风从热化属阳，故先受于手经。所以言温邪上受，首先犯肺者，由卫分而入肺经也，以卫气通肺，营气通心，而邪自卫入营，故逆传心包也。内经言："心为一身之大主而不受邪，受邪则神去而死，凡言邪之在心者，皆心之包络受之。"盖包络为心之衣也。心属火，肺属金，火本克金，而肺邪反传于心，故曰逆传也。风寒先受于足经，当用辛温发汗；风温先受于手经，宜用辛凉解表，上下部异，寒温不同，故治法大异，此伤寒与温病，其初感与传变皆不同也。

王士雄曰：难经从所胜来者为微邪，章氏引为逆传心包解，误矣！盖温邪始从上受，病在卫分，得从外解，则不传矣。第四章云："不从外解，必致里结。"是由上焦气分，以及中下二焦者为顺传；惟包络上居膻中，邪不外解，又不下行，易于袭入，是以内陷营分者为逆传也。然则温病之顺传，天士虽未点出，而细绎其议论，则以邪从气分下行为顺，邪入营分内陷为逆也。（杨素园云：二语最精确。汪谢城曰：既从气分下行为顺，是必非升提所宜矣，俗医辄云防其内陷，妄用升提，不知此内陷乃邪入营分，非真气下陷可比。）苟无其顺，何以为逆。章氏不能深究，而以生克为解，既乖本旨，又悖经文，岂越人之书，竟未读耶。

吴锡璜曰：肺与心包最近，依近世解剖学验之最明，惟其近，故传变甚速也。而西医于此症，则以为神经障害之特征。我国叶天士先生对于此症，独辟蚕丛，神验卓著。今且依旧学说解之，心主血，血属营，温热法主清降，即从营分内陷，而以牛黄丸〔一〕、至宝丹〔二〕、清营汤〔三〕、神犀丹〔四〕等方，澵涤中宫，使之由营出气，挽回者实居多数，仍是引邪从气分下利为顺之义，王氏此解，乃治温热之要诀也。

吴锡璜又曰：按伤寒初起，分在营在卫；温病初起，辨在气在血，其实一理也。但治法有辛温辛凉之异耳。本论开章即提出肺卫心营为主，并以传心包为逆，我国言传入心包即西国言侵袭延髓也。心肺脑为人身最重要之部分，凡病之伤人，惟心肺脑传变最速，且多猝死，医及病家不悟也。

讨论

本节有四个要点应进行讨论：一、温邪感受的途径；二、伏气与新感；三、温邪的顺传与逆传；四、温病与伤寒治法的不同。

一、温邪感受的途径

伤寒与温热都是外因热性病，即现在所谓急性传染病，传染病侵袭人体，有其传染途径，大别之，有皮肤接触，呼吸道传染与消化道传染。我国古代谓风寒之邪由皮毛而入，至吴又可始提出"邪自口鼻而入"与"呼吸之间"的理论。叶氏说："温邪上受，首先犯肺"，是就吴又可之说更阐发之。对于传染病的传染途径，认识更为明确。事实上呼吸道为病原体最易进入的道路，很多热性病如急性支气管炎、大叶性肺炎、小叶性肺炎、滤过性肺炎、麻疹、猩红热、流行性感冒等，都由于呼吸道传染。叶氏确是从临床经验中观察得来。

二、伏气与新感

张仲景著伤寒论关于温病的记载有："太阳病，发热而渴，不恶寒者，为温病"。此以温病为伏气之由来。伏气之说，始于内经，素问阴阳应象大论说："冬伤于寒，春必病温"，热论篇说："凡病伤寒而成温者，先夏至日者为病温，后夏至日者为病暑"。后世医家遂以冬伤于寒的即病与不即病来区别伤寒与温病，如王叔和说："冬伤于寒，……中而即病者，名曰伤寒，不即病者，寒毒藏于肌肤，至春变为温病，至夏变为暑病"。王安道说："夫伤于寒者，有即病者焉，有不即病者焉，……即病者谓之伤寒，不即病者谓之温与暑"。即此可见，他们对温病的认识完全主张伏气为病。至邪伏的部位，历来说法亦不一致，王叔和认为寒毒藏于肌肤，巢元方认为寒毒藏于肌肤骨髓，吴又可认为邪伏膜原，俞根初认为邪伏少阴膜原两种，柳宝诒认为邪伏少阴。这些不同的说法，都是根据临床上不同见证，通过辨证求因，审因论治，而得出结论。叶氏此论开章即提出："温邪上受，首先犯肺"，与伤寒理论显然不同。王孟英遂将本篇标题改为"叶香岩外感温热篇"，以别于仲景的伏气温病。但叶氏虽创新感温热学说，而仍重视伏气，在医案温热门中有："少阴伏邪"，"温邪久伏少阴"，"伏暑阻其气分"，与"初病伏暑，伤于气分"等语，是本篇所论并非单指新感温邪。至伏气与新感的关

系，先贤说：伏气自里达表；新感自表入里，伏气发病
多而重；本气发病少而轻。汪石山更分析说："春之温病
有三种：有冬伤于寒至春发为温病者；有温病未已，更
遇温气，则为温病与重感温气，相杂而为温病；有不因
冬伤于寒，不因更遇温气，只于春时感春温之气而病
者。此三者，皆可名为温病，不必各立名色，只要辨其
病源之不同而已"。薛瘦吟则谓："凡病内无伏气，纵感
风寒暑湿之邪，病必不重，重病皆新感引发伏气也"。
又说："伏气有二：伤寒伏气，即春温夏热病；伏暑伏
气，即秋温冬温病"。综合诸家之说，叶氏此论当为新
感与伏气并重。

三、温邪的顺传与逆传

叶氏有逆传心包之说，王孟英解释以邪从气分下
行为顺；邪入营分内陷为逆。一般遂以温邪由肺、卫而
行入胃腑为顺传，其病势多顺（即卫气营血逐步深入）；
若邪由肺卫而直入心营为逆传，其症大多险恶。其实即
热性病因高热引起神经症状者为逆传；引起肠胃道症状
者为顺传。

四、温病与伤寒治法之不同

温病与伤寒在病源上有寒温感受的不同，在治疗上
亦大有区别，在伤寒初期，宗仲景法用麻黄汤〔五〕桂
枝汤〔六〕温病则用银翘散〔七〕桑菊饮〔八〕此辛温发汗
与辛凉解肌开始即大相径庭。及病势进展，高热不退，

伤寒家谓之阳明证，有白虎〔九〕承气〔一〇〕二法；温病派亦谓之阳明病，亦用白虎承气，但于下法之承气汤，辨证投方，较为细密。例如在仲景承气汤的基础上随症化裁，有新加黄龙汤〔一一〕、宣白承气汤〔一二〕、导赤承气汤〔一三〕、牛黄承气汤〔一四〕、增液承气汤〔一五〕等。高热引起神昏谵语者，温病派有清热解毒芳香开窍之法，如清宫汤〔一六〕，牛黄丸、紫雪散〔一七〕，至宝丹之类，能因高热而致心力衰竭时，有起死回生之效，足补伤寒之未备。又伤寒论清热之方，有白虎汤、黄芩汤〔一八〕、小柴胡汤〔一九〕之类；温病则有治气血两燔之法，如玉女煎〔二〇〕去牛膝加元参方，有清营热之法，如清营汤。此清热之原则虽同，而方剂之组成又不同也。热性病最易伤阴耗液，伤寒论养阴滋液之方仅有黄连阿胶汤〔二一〕、猪肤汤〔二二〕；而温病派则有加减复脉汤〔二三〕、大小定风珠〔二四〕〔二五〕、护阳和阴汤〔二六〕益胃汤〔二七〕、五汁饮〔二八〕、牛乳饮〔二九〕等，较仲景时代更为完备矣。所以温病与伤寒在治疗上显然有差异之点，而温病确是在伤寒论的基础上进一步发展起来，两者均为祖国医学宝贵遗产，当一并继承发扬之。

原文
盖伤寒之邪，留恋在表，然后化热入里；温邪则热变最速，未传心包，邪尚在肺。肺主气，其合皮毛，故云在表。在表初用辛凉轻剂，挟风则加入薄荷，牛蒡之属；挟湿加芦根、滑石之流。或透风于热外；或渗湿于热下。不与热相搏，势必孤矣。

各家注释

章虚谷曰：伤寒邪在太阳，必恶寒甚。其身热者，阳郁不仲之故，而邪未化热也。传之阳明，其邪化热，则不恶寒，始可用凉解之法。若有一分恶寒，仍当温散。盖以寒邪阴凝。故须麻桂猛剂。若温邪为阳，只宜轻散。倘重剂大汗而伤津液，反化燥火，则难治矣。始初解表用辛凉，须避寒凝之品，恐遏其邪，反不易解也。或遇阴雨连绵，湿气感于皮毛，须解其表湿，使热外透易解。否则湿闭其热而内侵，病必重矣。其挟内湿者，清热必兼渗化之法，不使湿热相搏，则易解也。

吴锡璜曰：不恶寒者言其常也。若阳明发热汗多，则有背微恶寒之症。

陈光淞曰：此明温邪初起未传营者之治法，盖温邪为病，必有所挟，不外风与湿之两途，风阳邪，宜表而出之，故曰透外；湿阴邪，宜分利之，故曰渗下。

原文

不尔，风挟温热而燥生，清窍必干，谓水主之气，不能上荣，两阳相劫也；湿与温合，蒸郁而蒙蔽于上，清窍为之壅塞，浊邪害清也。其病有类伤寒，其验之之法，伤寒多有变证；温热虽久在一经不移，以此为辨。

各家注释

章虚谷曰：胃中水谷，由阳气化生津液，故阳虚而寒者，无津液上升，停饮于胃，遏其阳气，亦无津液上升，而皆燥渴，仲景已备论之，此言风热两阳邪劫其津液而成燥渴，其因各不同，则治法迥异也。至风雨雾露之邪受于上焦，与温邪蒸郁，上蒙清窍，如仲景所云头中寒湿，头痛鼻塞，纳药鼻中一条，虽与温邪蒙蔽相同，又有寒热不同也。伤寒先受于足经，足经脉长而多传变，温邪先受于手经，手经脉短，故少传变，是温病伤寒之不同，皆有可辨者也。

周澂之曰：此义世皆以手足经释之非也，伤寒亦有不传经者，但传经者多，温病传经者少，所以然者，寒邪为敛，其入以渐，一境即转一象，故变证多，温邪为开，重门洞辟，初病即常兼二三经，再传而六经已毕，故变证少也。

吴锡璜曰：温邪在肺，鼻窍每多闭塞，甚至见风而眼出清涕，与辛夷散症大相似，用桑叶甘菊山栀皮杏仁薄荷之类，轻清以泄风热，每每获效，误用辛夷散，竟有变为昏痉者，余临症时曾遇之。

陈光淞曰：按此条明风温湿温俱有清窍干塞，分析言之，恐人以伤寒之法误治，尤恐以湿温之浊邪害清，与风温之两阳相劫混治也。右第一章（指篇首至此）首论伤寒温热感受证治之不同；温病有挟风挟湿之异治，其所入之途，有卫、气、营、血之次第，总举其纲，以告学者，下文乃详言之。

讨论

以上三节，王孟英列为第一章，统言风温湿温与伤寒证治之不同。但文中不仅注重伤寒与温热之异治，而温病挟风挟湿治法亦有所异。风为阳邪，宜辛凉散风，透风于热外；湿为阴邪，宜甘淡驱湿，渗湿于热下。使病势分化，孤立易解。风热两阳相合，风火相煽，则清窍必干；但与湿热郁蒸，浊邪害清，清窍为之蒙蔽，辨证既有不同，治法迥异也。

本章第二节说："伤寒之邪，留恋在表"；第三节说："伤寒多有变证"；第二节说："温邪则热变最速"；第三节说："温热虽久在一经不移"。看来似有矛盾，历来注家以传经来解释，章虚谷以手足经的长短，来解释传变的问题，已为周澂之所非议，但周氏以寒邪为敛，可以解释伤寒留恋在表，而不能解释伤寒多有变证，以温邪为开，可以解释温邪热变最速，而不能解释温热久在一经不移。有人认为这是指温中夹湿在病程酝酿阶段中很少变化而言，但原文系统指风温湿温与伤寒证治之不同，撇却风温亦不妥当。我们见解不如以现在热型的观察来解释，伤寒为弛张热，热度相差甚大，又是表热重，里热轻；所以说是留恋在表和多有传变；温病为稽留热，每日热度相差不过一度，稽留多日不解，又是里热重或表里俱热，热势猛烈，容易侵袭脑神经，所以说是热变最速和久在一经不移。叶氏之论确是临床实践经验。

第二章　热入于营

原文

前言辛凉散风，甘淡驱湿，若病仍不解，是渐欲入营也。营分受热，则血液受劫，心神不安，夜甚无寐，或斑点隐隐，即撤去气药。如从风热陷入者，用犀角、竹叶之风；如从湿热陷入者，犀角、花露之品参入凉血清热方中。若加烦躁、大便不通，金汁亦可加入。老年或平素有寒者，以人中黄代之，急急透斑为要。

各家注释

章虚谷曰：热入于营，舌色必绛，风热无湿者，舌无苔，或有苔亦薄也，热兼湿者，必有浊苔而多痰也，然湿在表分者亦无苔。（王士雄曰亦有薄苔）其脉浮部必细涩也，此论先生口授及门，以吴人气质薄弱，故用药多轻淡，是因地制宜之法，与仲景之理法同，而方药不同，或不明其理法，而但仿用轻淡之药，是效颦也。或又以吴又可为宗者，又谓叶法轻淡如儿戏不可用，是皆坐井论天者也（王士雄曰又可亦是吴人）。

王士雄曰：仲景论伤寒，又可论疫证，麻桂达原〔三〇〕不嫌峻猛，此论温病，仅宜轻解，况本条所列，

17

乃上焦之治，药重则过病所，吴茭山云，凡气中有热者，当行清凉薄剂，吴鞠通亦云，治上焦如羽，非轻不举也。观后章论中下焦之治，何尝不用白虎承气等法乎，章氏未深探讨，曲为盖护，毋乃视河海为不足，而欲以泪益之那。华岫云尝云：或疑此法仅可治南方柔弱之躯，不能治北方刚劲之质，余谓不然，其用药有极清轻极平淡者，取效更捷，苟能悟其理，则药味分量或可权衡轻重，至于治法则不可移易。盖先生立法之所在，即理之所在，不遵其法，则治不循理矣。南北之人，强弱虽殊，感病之由则一也，其补泻温凉，岂可废绳墨而出范围之外乎，况姑苏商旅云集，所治岂皆吴地之人哉，不必因其轻淡而疑之也。又叶氏景岳发挥云：西北人亦有弱者，东南人亦有强者，不可执一而论，故医者必先议病而后议药，上焦温症，治必轻清，此一定不易之理法，天士独得之心传，不必章氏曲为遮饰也。

汪曰桢曰：急急透斑，不过凉血清热，俗医必以胡荽、浮萍、西河柳为透法，大谬。

周澂之曰：必以气托斑，尤必以津载斑，始能透达也。

吴锡璜曰：按此即徐之才轻可去实之义，华岫云有云，用药有极轻清极平淡者，取效更捷，乃温病常有之治法也。

陈光淞曰：按营分受热，至于斑点隐隐，急以透斑为要。透斑之法，不外凉血清热，甚者下之，所谓炀灶减薪，去其壅塞，则光焰自透，若金汁、人中黄所不能下者，大黄、元明粉亦宜加入，在学者见证施治，神而明之，细玩烦躁大便不通之语，自得之矣。

讨论

此节言温邪在表不解，渐欲入营，症状表现心神不安，夜甚无寐，斑点隐隐，急宜透斑。透斑之法，宜凉血清热，其烦躁、大便不通则下之，陈光淞注解甚为明了。世俗不察，见欲出斑疹，即妄用浮萍、西河柳、升麻、柴胡、防风、羌活、白芷、葛根等，温散耗津，遇热毒壅盛、又不敢轻下以疏利之，使斑疹无由透达，以致偾事。吴鞠通温病条辨：发斑者，化斑汤〔三一〕主之；发疹者，银翘散去豆豉加细生地、丹皮、大青叶、元参主之，深合叶氏之意矣。

原文

若斑出热不解者，胃津亡也，主以甘寒，重则如玉女煎，轻则如梨皮、蔗浆之类。或其人肾水素亏，虽未及下焦，先自彷徨矣，必验之于舌，如甘寒之中加入咸寒，务在先安未受邪之地，恐其陷入易易耳。

各家注释

尤拙吾曰：芦根、梨汁、蔗浆之属，味甘凉而性濡润，能使肌热除而风自息，即内经风淫于内，治以甘寒之旨也。

章虚谷曰：斑出则邪已透发，理当退热，其热仍不解者，故知其胃津亡，水不济火，当以甘寒生津，若肾水亏者，热尤难退，故必加咸寒，如元参、知母、阿胶、龟板之类，所谓壮水之主，以制阳光也。如仲景之治少阴伤寒，邪本在经，必用附子温脏，既是先安未受邪之地，恐其陷入也，热邪用咸寒滋水，寒邪用咸热助火，药不同而理法一也。验舌之法详后。

王士雄曰：此虽先生口授及门之论，然言简义该，不可轻移一字，本条主以甘寒，重者如玉女煎者，言如玉女煎之石膏、地黄同用，以清未尽之热，而救已亡之液，以上文曾言邪已入营，故变白虎加人参法而为白虎加地黄法，不曰白虎加地黄，而曰如玉女煎者，以简捷为言耳，唐本删一如字，径作重则玉女煎，是印定为玉女煎之原方矣，鞠通虚谷因而袭误，岂知胃液虽亡，身热未退，熟地、牛膝安可投乎，余治此证，立案必先正名，曰白虎加地黄汤，斯为清气血两燔之正法，至必验之于舌，乃治温热之要旨，故先发之于此，而后文乃详言之，唐氏于必上加一此字，则验舌之法，似仅指此条言者，可见一言半语之间，未可轻为增损也。

吴锡璜曰：营气俱病热甚者，尚有犀角地黄合白虎法，不止白虎加地黄汤也，地黄合白虎为清热滋液起见，津枯甚者必加入生梨汁，生蔗汁同服，尤为速效。

陈光淞曰：右第二节明逆传心包邪陷营血之证而出其治也，此节仍统风温湿温言之，然其证见于风温者为多。

讨论

本节斑出热不解，胃津亡者，舌绛而光亮；肾水亏者，舌绛而不鲜。重症如玉女煎，吴鞠通温病条辨说："气血两燔，不可专治一边，故选用张景岳气血两治之玉女煎，去牛膝者，牛膝趋下，不合太阴症之用。改熟地为细生地者，亦取其轻而不重，凉而不温之义，且细生地能发血中之表也。加元参者，取其壮水制火，预防咽痛失血等证也。"按本方取义，以石膏、知母清气分之热；生地、元参、麦冬清血分之热，与梨皮、蔗浆同是补充体液之意。再本节白虎合地黄，似不如白虎合犀角地黄汤对斑毒顾全较为周到。

以上二节所论温病发斑相当于现代医学所谓斑疹伤寒。中医以温病发斑为热入营血，发斑发狂；与西医所谓斑疹伤寒之病原，是一种立克次氏体由鼠虱媒介而感染，当鼠虱吸人血时，就散布含有小体的呕吐物或粪便于皮肤上，或鼠虱被压碎后，其体液内的小体，经皮肤破损处侵入人体。因鼠类繁殖关系，本病以晚夏及秋季为最多。所以在发病原因季节以及症状，中西医的观察是相同的。附录医案于下。

严绍岐治疗温病发斑案（全国名医验案类编）

病者：王氏妇，年三十余。

病名：温病发斑。

原因：素因血虚肝旺，适五月间病温，五日后始延予诊。

症候：面红热盛，神昏烦燥，口虽干，不喜饮，间有呃逆。

诊断：脉沉小数，舌鲜红无苔，予断为邪在血分，将发斑也。

疗法：以犀、羚、生地、大青叶清营透斑为君，桑、丹、芦、竹、杷叶宣络达邪为臣，佐二蒂以止呃也。

处方：犀角片五分，先煎　鲜生地八钱　冬桑叶二钱　鲜竹茹三钱　羚羊片一钱，先煎　鲜大青五钱　丹皮钱半　真柿蒂三十个　先用鲜芦根一两　青箬蒂十个　鲜枇杷叶一两，去毛，抽筋　鲜竹叶心四钱四味，煎汤代水。

效果：两剂斑出神清，呃除身凉。继以鲜石斛二钱、鲜生地五钱、甜梨肉一两、青甘蔗一两、佛手片一钱、金橘饼二枚，养胃阴而醒胃气，三服即胃动而痊。

何廉臣按：血分病温斑未出，而神昏呃逆，病势已危，犀羚五鲜汤加味，虽属正治，然近今犀、羚价昂，贫者不易购服，可用生玳瑁三钱，草犀三钱以代犀角、殺羊角一钱（俗称黑羚羊）以代羚角，功用亦大致相同，请医者一试便知，当信迂叟之言，非妄谈以欺同道也。

湿温（斑疹伤寒）**病例**（天津医科大学附属医院中医科综合组）

病者：宋××，男性，二十一岁，天津人，学生。

病历号：健字四九九。

病名：湿温（斑疹伤寒）

初诊：患者病前到澡塘洗澡后发烧恶寒，头痛、身痛、咳嗽、口渴、胸口饱闷，四日未有大便，小便短赤，脉洪滑、舌红苔厚。于一九六二年二月十九日因高烧40.6℃四日入院。

西医检查：急性病容，胸腹背部及四肢有散在性红疹，压之不退色。化验：血色素13.6克，红血球479万，白血球5950，中性69％，淋巴31％，外斐反应1：40，二月二十三日外斐反应1：80，二月二十七日，外斐反应1：640，印象为斑疹伤寒。

中医辨证：新感温邪引动伏气，表证未解，侵及气营，治疗以辛凉解肌，透营清气。

处方：生石膏八钱　广角三钱　山栀钱半　黄芩钱半　鲜芦根一两　牛蒡子三钱　大青叶三钱　银花五钱　连翘三钱　蝉衣一钱　丹皮三钱

二诊：热度仍高，在39℃～40℃，晨轻暮重。前方加赤芍三钱、神粬三钱、紫雪散一钱送服。

三诊：仍恶心，汗出，热势略见减轻，一度降至38.6℃，后来又回升至39.6℃，脉洪大，舌红苔薄白，未再出现斑疹，是伏热未解，再以化斑透邪。

处方：生石膏一两　鲜芦根一两　大青叶三钱　牛蒡子三钱　金银花五钱　连翘五钱　竹茹三钱　赤芍三钱　丹皮三钱　砂仁五分　犀角粉三分，冲

四诊：热度降至38℃，仍感胸闷口渴，大便三日未行，脉滑数，舌红苔薄黄，原方加栀子二钱、黄连一钱、瓜蒌三钱以清三焦郁热。

五诊：体温降至正常，自觉无不适，原方继服。

六诊：体温正常，夜有汗出，鼻干流血，脉象和缓，乃病后余热未尽，予以养阴清余热连服三剂，痊愈出院。

处方：鲜芦根五钱　冬桑叶二钱　生白芍三钱　炒黄芩二钱　青蒿二钱　麦冬三钱　炒稻芽三钱　石斛三钱　竹茹二钱　滑石三钱

达按：本病属于中医的湿温，但中医的湿温包括现代医学之肠伤寒与斑疹伤寒，两者证相类而症不相同，其鉴别详于治疗肠伤寒案后。

第三章　流连气分

原文

若其邪始终在气分流连者，可冀其战汗透邪，法宜益胃，令邪与汗并，热达腠开，邪从汗出。解后胃气空虚，当肤冷一昼夜，待气还，自温暖如常矣。盖战汗而解，邪退正虚，阳从汗泄，故肤渐冷，未必即成脱证。此时宜令病者安舒静卧，以养阳气来复，旁人切勿惊惶，频频呼唤，扰其元神，使其烦躁，但诊其脉，若虚软和缓，虽倦卧不语，汗出肤冷，却非脱证；若脉急疾，躁扰不卧，肤冷汗出，便为气脱之证矣。更有邪盛正虚，不能一战而解，停一二日再战汗而愈者，不可不知。

各家注释

魏柳洲曰：脉象忽然双伏，或单伏，而四肢厥冷，或爪甲青紫，欲战汗也，宜熟记之。

章虚谷曰：邪在气分可冀战汗法宜益胃，以汗由胃中水谷之气所化，水谷气旺，与邪相并而化汗，邪与汗俱出矣，故仲景用桂枝汤治风伤卫，服汤后令啜稀粥以助出汗，若胃虚而发战，邪不能出，反从内入也，故要在辨邪之浅深，若邪已入内而助胃，是助邪反害矣，故如风寒温热之邪，初在表者，可用助胃以托邪，若暑疫等邪初受即在膜原而当胃口，无助胃之法可施，虽虚人亦必先用开达，若误补，其害匪轻也。战解后肤冷复温，亦不可骤进补药，恐余邪未尽复炽也，至气脱之证，尤当细辨，若脉急疾躁扰不卧而身热无汗者，此邪正相争，吉凶判在此际，如其正胜邪郤，即汗出身凉脉静安卧矣，倘汗出肤冷而脉反急疾躁扰不安，即为气脱之候，或汗已出而身仍热，其脉急疾而烦躁者，此正不胜邪，即内经所云阴阳交，交者死也。

王士雄曰：右第二章，以心肺同居膈上，温邪不从外解，易于逆传，故首节言内陷之治；次明救液之法，末言不传营者可以战汗而解也。第邪既始终流连气分，岂可但以初在表者为释。盖章氏疑益胃为补益胃气，故未能尽合题旨，夫温热之邪，迥异风寒，其感人也，自口鼻入，先犯于肺，不从外解，则里结，而顺传于胃，胃为阳土，宜降宜通，所谓腑以通为补也。故下章即有分消走泄以开战汗之门户云云。可见益胃者，在疏沦其枢机，灌溉乎汤水，俾邪气松达，与汗偕行，则一战可以成功也。（杨素园云：此与章注均有至理，不可偏废，学者兼观并识，而于监证时择宜而用之则善矣。）即暑疫之邪在膜原，治必使其邪热溃散，直待将战之时，始令多饮米汤或白汤，以助其作汗之资，审如章氏之言，则疫证无战汗之解矣，且战汗在六七朝或旬余者居多，岂竟未之见耶，若待补益而始战解者，间亦有之，以其正气素弱耳。然亦必非初在表之候也。

周澂之曰：邪虽在气，必以津液浮之使出，故须邪与汗并，方能与汗俱出，亦须津能浮邪，始能邪与汗并也。

周澂之曰：此论甚细切，凡战汗之后多有此象，但热邪在气分似不须战，更不须再三战，必邪入营分方有战汗，即伤寒亦如此，况温热乎。何者，凡伤寒战汗，乃正阳为邪气蹂躏，温补元阳力透重围，故有战象；若温热之战汗，必待津液耗燥，滞入营分，以甘寒扶胃生津，如大旱遇雨，阴津与亢阳相争，亦作战也。若在气分则但汗耳，何以战为。

吴锡璜曰：按汗出肤冷，热病解后此候极多，甚至有如寒厥者，但其脉必虚缓，精神必安舒，粗工不识，误认亡阳，妄投温补者往往或有，误药变症蠭起，每归咎前医之过用寒凉，一误，再误，转治转剧，以致于死，而真能识病治病者，反至受谤，余因阅历，备尝其苦，安得病家尽有医学智识，遇此症绝不慌张者乎。

吴锡璜曰：此论精微之至，试观热病欲解时，饮以烧汤，多汗出而热退，即此可悟益胃透汗之法。又说：腑以通为补一语，有至理存焉。人身气机开展，消化器、泌别器各运其敷布之权，而气体已和，治热病然，非徒治热病然也，西洋医以大黄、黄连、龙胆草为补剂即是此意。

陈光淞曰：此明邪之由卫而气，不传营者之治法。大凡温邪入里，分为两途：心包与阳明。其治法不离乎斑、汗、下。传心包者即伤营血，伤营血者必发斑，透斑为治；入阳明者属胃与肠，必致成里结，成里结可下；若未入里，流连气分者，则属三焦，在上焦者，可冀其战汗而解，法宜益胃……益胃之法，如温病条辨中之雪梨浆，五汁饮、桂枝白虎汤〔三二〕等方，均可采用。热盛者食西瓜，战时饮米汤白水，所谓令水与汗并，热达腠开，得通泄也。若在中下焦，则有分消之法矣。

陈光淞曰：此明解后之状，辨脱与非脱之脉法，更示人以邪盛正虚再战之机，恐热邪未清，误认虚脱，妄投补剂也。汗出肤冷与肤冷汗出有别，汗出肤冷者，汗后而热退肤冷，此邪解正虚之象，故云非脱，即仲景所谓汗泄热去身凉即愈；肤冷汗出者，即伤寒论中所谓亡阳遂漏不止，与汗出如油也。素问评热病论曰："汗出而脉尚躁盛者死"，灵枢热病论："热病已得汗，而脉尚躁盛，此阴脉之极也，死；其得汗而脉静者，生"，此脉急疾躁扰，所以为气脱之症也。

金寿山曰：战为邪正剧烈交争之象，战而汗出病解，为正胜邪却的表现。战汗之机转，是邪已相当深入，但正气犹能驱邪外出，力透重围，故有战象，所以战汗不发生在初病之时，也不可以勉强求致，只可因势利导，如本章用益胃方法，就是补充津液，以为作汗之资，然后热达腠开，邪从汗出，即属扶正达邪，因势利导方法的一种。

金寿山又曰：陈光淞所说汗出肤冷与肤冷汗出有别，却是钻字眼的说法，并不重要，此处重要的是脉象，所谓决死生定虚实，像这种地方脉就很重要，全篇论脉之处很少，却极精细，值得注意。

讨论

本节所论温邪始终在气分流连，与战汗透邪和战汗与虚脱之分别。完全符合现在临床所见稽留热型急性传染病。所谓战汗，系病人将汗未汗之时，先作振振战栗之状，与发汗，自汗，盗汗均不相同，战汗在发作时，先有寒战，战止发热，然后汗出，此系正邪互相交争的过程，因其正邪交战然后汗出，故名战汗。既是温邪始终在气分流连而发战汗，邪已相当深入，所以章虚谷以为初在表为王孟英所驳斥，王氏谓战汗在六七朝或旬余者居多，必非初在表之候，观察甚为正确。周澂之说："热邪在气分，似不须战，更不须再三战，必邪入营分方有战汗"。与叶论并不抵触，因湿温证常是气分营分的症于同时出现。再叶氏于下文，邪留三焦，犹有战汗，和乍入营分犹可透热仍转气分诸语，更可见战汗之发生，必邪气久留而不在表，本论始终流连数字值得细加玩索。再吴鞠通温病条辨将战汗列在下焦篇，说："邪气久羁，肌肤甲错，或因下后邪欲溃，或因存阴得液蒸汗，正气已虚，不能即出，阴阳互争而战者，欲作战汗也。复脉汤热饮之，虚盛者加人参。肌肉尚盛者，但令静，勿妄动也"。参考吴氏之说，更体会到战汗之发生，系因热性病毒素久留不解，而水分营养损耗，欲汗不能，所以肌肤干枯如鳞甲，或因下后病毒将溃未溃，或因服养阴药而阴液已生，应该蒸汗驱毒，但未蒸汗，总由正气已虚，不能马上驱除毒素外出，若正邪相搏病毒将要被驱除的时候，如施以强壮的复脉汤，因势利导，则马上战汗而毒除。身体衰弱的人，再助以人参，则自能战汗而解。肌肉盛者，抵抗力尚足，但令安静，自能汗出神清而解。吴氏之复脉汤法亦是从叶氏益胃法衍述而来，虽然一说在气分流连，一说在下焦，总是说明毒素久留，阴液损耗，故必用益胃复脉等法，补充阴液，增加出汗资料，以达到扶正祛邪的目的。

再战汗与虚脱时脉象为诊断上主要之点，各家注释已着重论及；至汗出肤冷与肤冷汗出，一为邪气消退；一为邪去而正亦亡。观察亦当加以注意。金寿山以陈光淞之说为钻字眼似不恰当。

再此节辨别入微，足见叶氏观察的仔细，所谓其邪

31

始终在气分流连和战汗透邪，与现代医学所论稽留热型相符，而全部症状的描述可以大叶性肺炎为范例，兹附录于后，以资对照，可见中西医理无二致，相得益彰。

稽留热型：其特点就是早晚温度相差不到一度，这种发热可能骤然下降（骤退）或逐渐下降（渐退）。肠伤寒前半期发热，大叶性肺炎、斑疹伤寒和某些其他传染病的发热，都属于这一类热型。（摘录阿里丕林病理生理学）

按稽留热与气分流连意义相同，而热度骤退可能包括战汗透邪的症状。

大叶性肺炎：约经过一周左右，体温分利下降，随之诸症若失，病人脱离痛苦而酣然入睡，或者体温一度下降后再上升若干时然后再降至正常。少数病例的体温渐渐下降而进入恢复。当体温分利下降之时，必须与所谓假性分利下降相区别，后者恒见于末稍血循环衰竭或另叶遭受侵袭之际，此时体温虽一度下降而呼吸、脉搏及一般情况并不改善……凡预后不良的病例，至体温应行下降之时仍然稽留不退，脉数而微、呼吸加速、发绀更甚，血压下降、神智不清、因高度中毒、缺氧、循环或呼吸麻痹及其他重要脏器如脑膜遭受波及而死。（摘录实用内科学）

按大叶性肺炎体温分利下降，即战汗透邪情况，预后不良病例即虚脱症。

本节讨论的战汗，为温病中重要症状，兹录近贤和本人治验医案于下，以备参阅。

袁桂生治疗温病案（全国名医验案类编）

病者：袁尧宽君，忘其年，住本镇广安祥糖栈内。

病因：庚辰四月患温病，初由章绥卿君诊治，服药数剂，病未大减；嗣章君往江北放脈，转荐余治。

症候：壮热谵语，见人则笑，口渴溺赤，体胖多湿，每口祗能进薄粥汤少许。

诊断：脉息滑数，右部尤甚，舌苔薄黄而干燥无津，盖温病也。热邪蕴伏日久，蓄之久而发之暴，故病情危重若是。

疗法：当以解热为主，而佐以豁淡润燥。方用三黄石膏汤〔三三〕合小陷胸汤〔三四〕加减。

处方：青子芩二钱　焦栀子三钱　川贝母三钱　全青蒿二钱　小川连一钱　生石膏一两，研细　梨汁一两，冲　细芽茶一撮　川柏二钱　瓜蒌仁四钱，杵　青连翘三钱

次诊：接服二日，热未大退，至第三剂后，乃作战汗而解，但余热未清，复以前方去石膏、芩、连、瓜蒌等品。

次方：焦栀子三钱　全青蒿三钱　雅梨汁一两冲　生苡仁三钱　生川柏一钱　川贝母三钱　细芽茶一撮　飞滑石六钱，包煎　青连翘三钱　天花粉三钱　北沙参三钱　活水

芦根二两

效果：连服数剂，清化余邪，热清胃健而瘥。

说明：凡温病之解，多从战汗，刘河间、吴又可发之于前，叶天士、王九峰畅之于后。证以余所经历，洵精确不易之学说也。盖前人于此，皆从经验中得来，惟必俟服药多剂，始能奏功。而作汗之时，必先战栗，其状可骇。医家当此，何可无定识定力耶？

何廉臣按：伏气温病，其邪始终在气分流连者，多从战汗而解。若在血分盘踞者，或从疹斑而解，或从疮疡而解。惟将欲战汗之时，其人或四肢厥冷，或爪甲青紫，脉象突然双伏，或单伏。此时非但病家彷徨，即医家每为病所欺，无所措手矣。且汗解之后，胃气空虚，当肤冷一昼夜，待气还，自温暖如常矣，盖战汗而解，邪退正虚，阳从汗泄，故肤渐冷，未必即成脱证。此时宜令病者安舒静卧，以养阳气来复，旁人切勿惊慌，频频呼唤，扰其元神，使其烦躁。但诊其脉，若虚软和缓，虽倦卧不语，汗出肤冷，却非脱证。若脉急疾，躁扰不卧；肤冷汗出，便为气脱之症矣。故医必几经阅历，乃有定见于平时，始有定识于俄顷。此案大剂清解，竟得热达腠开，邪从战汗而解，尚属温病之实症。若病久胃虚，不能送邪外达，必须补托，而伏邪始从战汗而出者，亦不可不知。昔王九峰治一人，年及中衰，体素羸弱，始得病，不恶寒，惟发热而渴，溲赤不痹。发表消导，汗不出，热不退，延至四十余日，形容枯削，肢体振掉，苔色灰黑，前后大解共三十次，酱黑色，逐次渐淡，至于黄，溲亦浑黄不赤，昼夜进数十粒薄粥四、五次，夜来倏痹倏醒，力不能转侧，言不足以听，脉微数，按之不鼓，用扶阴敛气，辅正驱邪法，以生地、人参、麦冬、五味、当归、茯神、枣仁、远志、芦根为剂，服后竟得战汗，寒战逾时，厥回身热，汗出如浴，从早至暮寝汗不收，鼻息几无，真元几脱。王乃以前方连进二服，汗收证退，调理而安。

湿温症治验（编者旧案）

一九三一年九月八日从兄健人病于保定，来电嘱往诊治，当搭车前往，于九月九日抵保。

初诊：脉象洪数，舌苔厚腻而黄燥，体温40℃，舌短缩，痰多，谵语多，间有撮空，小便深红短少，大便秘结，病已一周。

辨证：脉洪苔黄，高热稽留不解，病于秋季，湿热当令是湿温病也，温邪未透，痰湿素盛，宜清热涤痰，佐以开窍安神，从嫂曰：此间教会医院诊断为肠伤寒，服药一周，病势未退。

处方：鲜芦根、冬瓜仁、丝瓜络、竹茹、豆豉、焦栀、连翘、金银花、厚朴花、苏子、小木通，以陈萝卜海蛰皮煎汤代水，并送服紫雪散。

二诊：次日，脉稍和缓仍滑实，舌短，谵语，撮空均较好，痰仍多，小便二次红赤色，大便稀黑。体温39.2℃。

处方：生石膏、浙贝、芦根、丹皮、焦栀、连翘、花粉、竹茹、小木通、海蛰皮陈罗卜煎汤代水送服紫雪散。

三诊：体温上午38.4℃，下午又回升至39.2℃，痰多欠利，夜微有谵语。继服原方加瓜蒌、枳壳、竹沥水。

四诊：上午微烦躁，继而汗大出，脉转细弱、嗜睡，连进滋阴清热化痰药而先烦躁继汗出，是正邪交争，病已十三日是战汗之象，体温降至36℃以下，以其素阴虚恐正不胜邪，急以扶正。

处方：西洋参五钱，浓煎频服。服后，汗敛神清，其病若释。

五诊：体温回升至36.2℃，小便不通，遂导尿一次。

处方：西洋参、橘红络、浮小麦、远志、竹茹、茯神、糯稻根须、砵灯心。

六诊：体温上下午均36.3℃，舌苔薄红，气微短，痰多易吐，能食米粥四次，藕粉二次，继服原方加冬瓜仁、杏仁、炒苡仁。又留二日观症状无变化，已入恢复期，遂辞别反津。

　　按此症温邪失于透解，流连气营之间，先后服辛凉
解肌，甘寒清热，滋阴化痰，芳香开窍之剂，战汗而
解。战汗本不宜补，但正气虚弱，洋参甘寒生津扶气，
故服之汗敛而神清，是战汗于虚弱者并不禁清补，惟绝
不能温补耳。

第四章　邪留三焦

原文

再论气病有不传血分，而邪留三焦、亦如伤寒中少阳病也。彼则和解表里之半；此则分消上下之势。随证变法；如近时杏、朴、芩等类；或如温胆汤〔三五〕之走泄，因其仍在气分，犹可望其战汗之门户，转疟之机括。

各家注释

沈尧封曰：邪气中人，所入之道不一；风寒由皮毛而入，故自外渐及于里。温热由口鼻而入，伏于脾胃之膜原，与胃至近，故邪气向外，则由太阳少阳转出，邪气向里，则径入阳明。

吴锡璜曰：温热病以清降下行为顺，湿温、温疟尤宜分消其势，或涤痰，或解秽，或温运胃中之寒湿，而佐以解热，随时变法，具有妙用。西医每以中国言阴阳六气为不足凭，呜呼舍阴阳六气而见病治病，死守形质，能如此灵活通变否耶。

章虚谷曰：经言三焦膀胱者，腠理毫毛其应，而皮毛为肺之合，故肺经之邪不入营而传心包，即传于三焦，其与伤寒之由太阳传阳明者不同，伤寒传阳明，寒邪化热，即用白虎等法，以阳明阳气最盛故也，凡表里之气，莫不由三焦升降出入，而水道由三焦而行，故邪初入三焦，或胸胁满闷，或小便不利，此当展其气机，虽温邪不可用凉药遏之，如杏、朴、温胆之类，辛平甘苦，以利升降，而转气机。开战汗之门户，为化疟之丹头，此中妙理，非先生不能道出，以启后学之性灵也，不明此理，一闻温病之名，即乱投寒凉，反使表邪内闭，其热更甚，于是愈治而病愈重，至死不悟其所以然，良可慨也。

王士雄曰：章氏此释，于理颇通。然于病情尚有未办也，其所云：分消上下之势者，以杏仁开上、厚朴宣中、茯苓导下，似指湿温，或其人素有痰饮者而言，故温胆汤亦可用也。（杨素园曰：此释精确，胜章注远甚）试以指南温湿各案参之自见。若风温流连气分，下文已云到气才可清气，所谓清气者，但宜展气化以轻清，如栀、芩、蒌、苇等味是也。虽不可遽用寒滞之药，而厚朴、茯苓亦为禁剂，彼一闻温病即乱投寒凉，固属可慨，而不辨其有无湿滞，概用枳、朴，亦岂无遗憾乎。至转疟之机括一言，原指气机通达，病乃化疟，则为邪杀也。从此迎而导之，病自渐愈，奈近日市医，既不知温热为何病，柴、葛、羌、防，随手浪用，且告病家曰：须服几剂柴胡，提而为疟，庶无变端，病家闻之，无不乐从，虽至危殆，犹曰提疟不成，病是犯真，故病家死而无怨，医者误而不悔，彼此梦梦，亦可慨也夫。又按五种伤寒，惟感寒即病者为正伤寒，乃寒邪由表而受，治以温散，尤必佐以甘草、姜、枣之类，俾助中气以托邪外出，亦杜外邪而不使内入。倘邪在半表半里之界者，治宜和解，可使转而为疟，其所感之风寒较轻而入于少阳之经者，不为伤寒，则为正疟，脉象必弦，皆以小柴胡汤为主方，设冬伤于寒而不即病，则为春温夏热之证，其较轻者，则为温疟瘅疟，轩岐仲景皆有明训，何尝概以小柴胡汤治之耶，若感受风温湿温暑热之邪者，重则为时感，轻则为时疟，而温热暑湿诸感证之邪气流连者，治之得法，亦可使之转疟而出。统而论之，则伤寒有五，疟亦有五，盖有一气之感证，即有一气之疟疾，不过重轻之别耳，今世温热多而伤寒少，故疟亦时疟多而正疟少，温热暑湿即不可以正伤寒法治之，时疟岂可以正疟法治之哉。其间二日而作者，正疟有之，时疟亦有之，名曰三阴疟，以邪入三阴之经也，不可误解为必属阴寒之病，医者不知五气皆能为疟，颠顶施治，罕切病情，故世人患疟，多有变证，或至缠绵岁月，以致俗人有疟无正治，疑为鬼祟等说，然以徐洄溪魏玉横之学识，尚不知此，况其他乎，惟叶氏精于温热暑湿诸感，故其治疟也，一以贯之，余师其意，治疟尜难愈之证，囊陈仰山封翁询余曰，君何治疟之神哉，殆别有秘授也，余谓何秘之有，第不惑于昔人之谬论，而辨其为风温为湿温为暑热、为伏邪，仍以时感法清其源耳。近杨素园大令重刻余案，评云，案中所载多温疟暑疟，故治多凉解，但温疟、暑疟虽宜凉解，尤当辨其邪之在气在营也，缪仲涫善治暑疟，而用当归、牛膝、鳖甲、首乌等血分药于阳明证中，亦属非法，若湿温为疟，与暑邪挟湿之疟，其湿邪尚未全从热化者，极要留意，况时疟之外，更有瘀血顽痰阳维为病等证，皆有寒热如疟之象，最宜谛审，案中诸治略备，阅者还须于凉解诸法中缕析其同异焉。

周澂之曰：王注此法似指湿温，或其人素有痰饮者，苦淡兼微辛，乃通腑降浊以宣扬，性取降而气味仍取轻扬也。

吴锡璜曰：按胸胁满闷，小便不利，温热病中有此二症者最多，宣通气机，正是确论，惟苦淡微辛除湿热外，宜于清肃滑降通络蠲痰者，殊属不少，皆所以展其气机也，虚谷主以杏朴温胆，施之湿重于热者尚宜，否则难免劫津燥液。

吴锡璜曰：风温湿温伏暑、热病化疟者甚多，皆所谓时疟也。时疟每偏于热，不甚恶寒，早晚发作，亦无定候，用柴胡羌防等，必至热邪披猖，甚至入营，以近世新学说考之，乃由肉叉蚊有寄生体，因刺螫人体，传染而来，此寄生体；从患疟人之血液中，或赤血球内检查而出，其寄生体生殖时期，即为疟疾发作时期，其有一日二日三日之疟疾者，皆寄生体之生殖为之也，抑显微镜之检查血轮有热时之寄生体，有热退时之寄生体，此项论说，为今盛行，东西医学家甚为注意，附录于此，以告于我国医界。

陈光淞曰：温胆汤方用半夏、陈皮、茯苓、甘草、竹茹、枳实。半夏能化痰行水，发表开郁，陈皮能理气燥湿，导滞消痰，为宣通气分之药，茯苓渗湿，甘草入凉剂能泄邪热，竹茹除上焦烦热，枳实破气行痰，止喘消痞，均属宣导之品，所以谓之走泄也。

讨论

此节言邪留三焦如伤寒之少阳病，伤寒以小柴胡和解表里，此则以杏仁开上，厚朴宣中，茯苓导下，是为湿温设法。其用温胆汤者，罗东逸曰："三焦平而少阳平，三焦正而少阳正，胆家有不清宁而和者乎，和即温也，温之者，实凉之也。"可谓善为温胆汤作解。其具体运用见下节论湿邪后附录叶鉴清治湿温案，可参阅之。

再按：本节所谓转疟之机括，是指温病出现寒热如疟的症状，观于下章叶鉴清治湿温案可知其转变。我们在临床上遇到患者有往来寒热的症状，即可作为在血中寻找疟原虫的准备，我们深信不疑疟疾是人体被疟原虫感染所致，但亦应遵守中医清解温暑时邪的经验，不能冒然将往来如疟者一概以治正疟法治之。所以中医有正疟时疟之分。叶天士精于温热暑湿诸感，以治时疟擅长，王孟英师承叶氏以辨别风温、湿温、暑热治时感法清其源，治疟多从凉解，疗效显著。徐洄溪以叶天士不用柴胡诋为离经叛道，但夏秋之间，新凉在外，暑湿蕴于中，若用柴胡升提，外邪虽解，内热即升，往往造成耳聋、目赤、谵语、神昏之坏症，所以治时疟当以叶王为法，不可执洄溪之说。柴胡虽经现代药理学验证有清热抗疟作用，但时疟非如正疟，首当辨别有无时邪。更有一种截疟法，用常山等截疟，在药理学上常山已证明确有抗疟作用，但如遇暑湿温热未清之时，截之过早，亦易造成坏症。

第五章　辨证纲领

原文

大凡看法：卫之后方言气；营之后方言血。在卫汗之可也；到气纔可清气；入营犹可透热转气，如犀角、元参、羚羊等物，入血就恐耗血动血，直须凉血散血，如生地、丹皮、阿胶、赤芍等物。否则前后不循缓急之法，虑其动手便错反致慌张矣。

各家注释

章虚谷曰：仲景辨六经证治，于一经中皆有表里浅深之分，温邪虽与伤寒不同，其始皆由营卫，故先生于营卫中又分气血之浅深，精细极矣，凡温病初感，发热而微恶寒者，邪在卫分，不恶寒而恶热，小便色黄，已入气分矣，若脉数舌绛，邪入营分，若舌深绛，烦扰不寐，或夜有谵语，已入血分矣。邪在卫分，汗之，宜辛凉轻解。（王士雄曰：首章本文云初用辛凉轻剂，华岫云注此条云辛凉开肺，便是汗剂，章氏注此条云宜辛平表散，不可用凉，何谬妄乃尔今正之。）清气热不可寒滞，反使邪不外达而内闭，则病重矣，故虽入营，犹可开达转出气分而解，倘不如此细辨施治，动手便错矣，故先生为传仲景之道脉，迥非诸家之立言所能及也。

王士雄曰，外感温病，如此看法，风寒诸感，无不皆然，此古人未达之旨，惟王清任知之，若伏气温病，自里出表，乃先从血分而后达于气分。（许芷卿云论伏气之治，精识真过前人，然金缄虽度，其如粗工之聋瞶何。）故起病之初，往往舌润而无苔垢，但察其脉喫而或弦，或微数，口未渴而心烦恶热，即宜投以清解营阴之药，迨邪从气分而化，苔始见布，然后再清其气分可也，伏邪重者，初起即舌绛咽干，甚有肢冷脉伏之假象，亟宜大清阴分伏邪，继必厚腻黄浊之苔渐生，此伏邪与新邪先后不同处。更有邪伏深沈，不能一齐外出者，虽治之得法，而苔退舌淡之后，踰一二日舌复干绛，苔复黄燥，正如抽蕉剥茧，层出不穷，不比外感温邪，由卫及气，自营而血也。（杨素园云阅历有得之言，故语语精实，学者所当领悉也。）秋月伏暑证，轻浅者邪伏膜原，深沈者亦多如此，苟阅历不多，未必知其曲折乃尔也。附识以告留心医学者。（王士雄曰：余医案中凡先治血分后治气分者皆伏气病也，虽未点明，读者当自得之。）

周澂之曰：有学问，有本领，不以营卫直属气血极是，内经言之非一，后人每以营卫作气血之别名者，盖滑口粗心，未之加察也，此等处即见读书察症心细如发。

吴锡璜曰：治温热病虽宜用凉解，然虑其寒滞，宣透法仍不可少。

吴锡璜曰：此解字字金玉，可为法程，又按伏气病将发未发时，类多舌绛，发热后，衄血者甚多，由营分而达于气分，即此可知。

又按病由营发，益忌辛燥风药，至肢冷脉伏，在阅历未深者，遇此未免慌张，然即舌绛，又属热深厥深，以热度表试之，肢虽冷而热度亦高，开手即宜大剂清营，方免贻误。

陈光淞曰：盖自其约而言之，则卫为气，营为血，循其等而言之，则卫为气之标，气为卫之本；营为血之帅，血为营之徒也。是以血居营之后，而入营者犹可透热转气，失此不治，则营病而血亦病，血滞而气不能营，故直须凉血散血，通其经隧之途，使营气复其故道也。此卫气营血之次第，学者细察素问调经经络诸论及灵枢营气、卫气、营卫生会等篇，自能了然矣。

讨论

卫、气、营、血是叶氏首创温病辨证论治的纲领，它可以表现出热性病热势进展的浅深，和机体受热邪损害程度的不同，而发现各种症状。一般外感温病多由卫分开始，而气分、营分、血分逐次深入；伏气温病多由血分而逐渐外透。但不能拘守这传变规律，因为有些是卫分未清，而发生气分的症状，或气分、营分的症状同时出现。至卫、气、营、血的理论，是根据内经难经而来，但内难着重在生理方面，温热学说则指病理变化。兹演述如下。

生理方面：内经谓卫有卫外的作用，固守于表，所谓："温分肉，充皮肤，肥腠理，司开合。"（灵枢本藏篇）为一身最外层的防卫；营有经营的意义，所谓："和调于五脏，洒陈于六腑。"（素问痹论）为在内部经营脏腑的给养。而卫为水谷之悍气，营为水谷之精气，卫行脉外，营行脉中，是营卫为气血之同类，而非气血之别名。卫、气、营、血在人体上具有表、里、内、外和防卫、营养的不同作用而完成生理功能，一旦生理失常，即发生病理变化，所以叶氏以之为温病辨证论治的纲领。

病理方面：叶天士首先提出："卫之后，方言气；营之后，方言血，"这是温病发展过程中浅深轻重的辨证纲领。又说："温邪上受，首先犯肺，逆传心包。肺主气属卫，心主血属营，"所以温病在卫分不愈，传入气分，气分不愈，便传入营分血分，形成了温病一个传变规律，卫——气——营——血，复有从气分下行为顺传，邪入营分内陷为逆传。伏气温病自里达表，由营分而透出气分。虽然这种传变不是机械的，往往热已传营，而气分之邪犹未尽，进入血分之后，仍有挟着营分的症状，但卫、气、营、血各个阶段可反映出各个不同的症候群，可能为辨证论治的纲领。

卫、气、营、血各个阶段的症候群，章虚谷在注释中加以说明，兹根据临床所见归纳如下。

（一）卫分：发热微恶寒，为必有的现象，其他如头痛、体痛、咳嗽、呕吐、恶心、口渴、倦怠等症也很多见，无汗或有汗不透，脉象浮数，舌苔薄白。

（二）气分：但恶热不恶寒，小便色黄，壮热烦渴，舌苔黄，或黄白相兼，如在阳明气分，则有高热汗出，口渴引饮，脉浮洪而数。如病邪内结胸中或肠胃，则有懊恢呕吐、胸腹部胀满疼痛，大便秘结或自利、谵语、潮热等症。邪在气分流连，并可发生白痦。

（三）营分：脉数舌绛，心烦不寐，或斑疹隐隐，如内闭心包，则有神昏，谵语，舌蹇肢厥等症。

（四）血分：舌色深绛或紫晦，吐血或衄血，或便血或蓄血，大便色黑，或发斑，甚则发狂，烦躁不安，夜有谵语。热动肝风则有瘛疭痉厥等症；热伤真阴则有齿黑舌焦，手足心热甚于手足背等症。在妇女可能经水妄行。

叶氏除提出卫、气、营、血辨证纲领外，医案中复祖述河间，提到三焦论治。吴鞠通作温病条辨遂以三焦为纲，病名为目，并与卫气营血学说相联系。具体所指如下：

上焦 {

手太阴肺——头疼、发热、恶寒、自汗、口渴、或不渴而咳、脉动数、或两寸独大等。

手厥阴心包——舌绛、夜卧不安、神昏、谵语、舌蹇肢厥等。

肺主气，属卫，所以上焦手太阴肺的见证，也就等于邪在卫分症状。心居上焦，心不受邪，包络代之，所以上焦除手太阴肺以外，另有手厥阴心包的见证。

中焦 {

足阳明胃——发热不恶寒，反恶热，日晡热甚，面目俱赤，语声重浊，呼吸俱粗，大便秘、小便涩、苔黄甚则焦黑起刺等。

足太阴脾——身热不扬，午后热甚，体痛且重，胸闷不饥，泛恶欲呕、大便溏、苔滑腻、脉缓等。

脾胃同属中土，阳明主燥，属实；太阴主湿，属虚。邪从燥化则属阳明胃土；邪从湿化则属太阴脾土。

下焦 {

足少阴肾———身热面赤，手足心热甚于手足背、口干、舌燥、齿黑、唇裂、溲短赤涩、心烦不卧等。

足厥阴肝———手足蠕动、心中憺憺大动、痉疭等。

49

温邪久羁，耗及真阴，肾为水脏，邪热入肾，所以多见津枯水竭之象；肝属木主筋，必得肾水滋养，才能生机条达。如果肾水枯涸，不得涵濡肝木，会出现抽搐、瘛疭肝风随动症状。

三焦的划分，亦系温病发展传变的规律，吴鞠通说："温病由口鼻而入，鼻气通于肺，口气通于胃。肺病逆传，则为心包。上焦病不治，则传中焦胃与脾也；中焦病不治，则传下焦肝与肾也。始上焦终下焦。"但温病发展过程，也不是机械地一定先从上焦而中焦而下焦。例如暑风初起，即见厥阴肝经症状；湿温初起即见太阴脾经症状。临床上当灵活地看。

卫气营血与三焦的临床运用是经纬相联系的，卫气营血代表病邪由表入里，由浅入深；三焦代表病邪由上而下，由轻到重。而卫分多包括上焦症状；气分多包括中焦症状；营分血分多包括下焦症状。由此可知，卫气营血和三焦可以联系起来运用的。有人谓卫气营血是病程，三焦是病所。并不够妥当，因为这两种方法是归纳各个阶段的症候群，以为辨证论治的依据，并不能机械地认作病程病所。

卫气营血与三焦在温病治疗上的运用，叶氏和吴鞠通都作了原则性的提示。本篇叶氏说："在卫汗之可也，到气才可清气，入营犹可透热转气，入血就恐耗血动血，直须凉血散血。"吴氏温病条辨说："治上焦如羽，治中焦如衡，治下焦如权。"都是基本原则。

第六章　论湿邪

原文

且吾吴湿邪害人最广，如面色白者，须要顾其阳气，湿胜则阳微也。法应清凉，然到十分之六七，即不可过于寒凉，恐成功反弃，何以故耶，湿热一去，阳亦衰微也。面色苍者，须要顾其津液，清凉到十分之六七，往往热减身寒者，不可就云虚寒而投补剂，恐炉烟虽熄，灰中有火也。须细察精详，方少少与之，慎不可直率而往也。又有酒客里湿素盛，外邪入里，里湿为合，在阳旺之躯，胃湿恒多；在阴胜之体，脾湿亦不少，然其化热则一。热病救阴犹易，通阳最难，救阴不在血，而在津与汗；通阳不在温，而在利小便。然较之杂证。则有不同也。

各家注释

章虚谷曰：六气之邪，有阴阳不同，其伤人也，又随人身之阴阳强弱变化而为病。面白阳虚之人，其体丰者，本多痰证，若受寒湿之邪，非姜附参苓不能去；若湿热亦必黏滞难解，须通阳气以化湿；若过凉则湿闭而阳更困矣。面苍阴虚之人，其形瘦者，内火易动，湿从热化，反伤津液，与阳虚治法正相反也。胃湿脾湿虽化热则一，而治法有阴阳不同，如仲景云身黄如橘子色而鲜明者，此阳黄胃湿，用茵陈蒿汤〔三六〕，其云色如熏黄而沈晦者，此阴黄脾湿，用栀子檗皮汤〔三七〕，或后世之二妙散，〔三八〕亦可，救阴在养津，通阳在利小便，发古未发之至理也，测汗者，测之以审津液之存亡，气机之通塞也。

（王士雄注曰：热胜于湿则黄如橘子色而鲜明，湿胜于热则色沈晦而如熏黄，皆属阳证而非阴黄也。）

王士雄曰：所谓六气，风寒暑湿燥火也。分其阴阳，则素问云寒暑六入，暑统风火，阳也，寒统燥湿，阴也。言其变化，则阳中惟风无定体，有寒风，有热风，阴中则燥湿二气有寒有热，至暑乃天之热气，流金烁石，纯阳无阴，或云阳气为热，阴邪为暑者，甚属不经，经云热气大来，火之胜也，阳之动，始于温，盛于暑。盖在天为热，在地为火，其性为暑，是暑即热也，并非二气，或云暑必兼湿者亦误也，暑与湿原是二气，虽易兼感，实非暑中必定有湿也。譬如暑与风亦多兼感，岂可谓暑中必有风耶，若谓热与湿合始名为暑，然则寒与风合又将何称。更有妄立阴暑阳暑之名者，亦属可笑，如果暑必兼湿，则不可冠以阳字，若知暑为热气，则不可冠以阴字，其实彼所谓阴暑，即夏月之伤于寒湿者耳。设云暑有阴阳，则寒亦有阴阳矣，不知寒者水之气也；热者火之气也，水火定位，寒热有一定之阴阳，寒邪传变，虽能化热，而感于人也，从无阳寒之说，人身虽有阴火，而六气中不闻有寒火之名，暑字从日，日为天上之火，寒字从冫，冫为地下之水，暑邪易入心经，寒邪先犯膀胱，霄壤不同，各从其类，故寒暑二气，不比风燥湿，有可阴可阳之不同也，况夏秋酷热始名为暑，冬春之热，仅名曰温，而风寒燥湿，皆能化火，今曰六气之邪有阴阳之不同，又随人身之阴阳变化，毋乃太无分别乎。至面白体丰之人，既病湿热，应用清凉，本文业已明言，但病去六七，不可过用寒凉耳，非谓病未去之初不可用凉也。今云与面苍形瘦之人治法正相反，则未去六七之前，亦当如治寒湿之用姜附参术矣，阳奉阴违，殊乖诠释之体。若脾湿阴黄，又岂栀檗苦寒纯阴之药可治哉。本文云救阴不在血而在津与汗，言救阴须用充液之药，以血非易生之物，而汗需津液以化也。唐本于血津上加补益字，已属蛇足，于汗上加测字，则更与救字不贯，章氏仍之，陋矣。

又曰：寒暑燥湿风，乃五行之气合于五脏者也。惟暑独盛于夏令，火则四时皆有，析而言之，故曰六气，然三时之煖燠虽不可以暑称之，亦何莫非丽日之煦照乎。须知暑即日之气也，日为众阳之宗，阳燧承之，火立至焉。以五行论，言暑则火在其中矣，非五气外另有一气也。若风寒燥湿，悉能化火，此由郁遏使然，又不可与天之五气统同而论矣。

又曰：茅雨人云，本文谓湿胜则阳微，其实乃阳微故致湿胜也，此辨极是，学者宜知之。

吴锡璜曰：此先生之慎重用药也，清凉虑损阳，补剂虑助火，病机到此，惟育阴略佐温运透湿为善后妙法。

周澂之曰：二语为治温热病中半截要着，与前透风渗湿同一本领，下节攻里是后半截要着也。

吴锡璜曰：按泄阳分之邪热，即所以救阴；利阴分之湿寒，即所以通阳。仲景竹叶石膏汤〔三九〕五苓散〔四〇〕即是此意，二句直从伤寒论精研而出，特在温热病门用药有不同耳。

陈光淞曰：救阴不在血而在津与汗，王孟英谓救阴须用充液之药是也……吴氏温病条辨增液养阴等法，深得秘旨。通阳不在温而在利小便，章虚谷、王孟英之说，均无分晓。盖此语专属湿温，热处湿中，湿蕴热外，湿热交混，遂成蒙蔽，斯时不开，则热无由达，开之以温，则又助其热。然通阳之药不远于温，今温药既不可用，故曰通阳最难。惟有河间分消宣化之法，通利小便，使三焦弥漫之湿，得达膀胱以去，而阴霾湿浊之气既消，则热邪自透，阳气得通矣。较之杂证则有不同者，言杂证以补血为养阴，温为通阳，与此不同；又恐人误以利小便为通阳一定不易之法，误治寒湿火衰之证，则反损其肾气而阳愈微，此所以为叮咛也。右第六节（即指本章）盖专为湿温而发。夫温邪为病，不外挟风挟湿两途，然风温热变最速，但能辛凉透解，清热养阴，不失卫气营血先后之序，便无他误。至于湿温，则所感之气最杂，湿多热多，治法迥异。化热化燥，传变无定。清热太过，留湿致困，养阴不当，反成蒙蔽，见证施治，用药最难，故于此特揭其旨，以示学者。能即此而求之，则虽病情万变，治法不离其宗，于治湿温之术，思过半矣。

金寿山曰：本章专论湿邪为病，湿为阴邪，伤人阳气，面色白者，阳气素属不足，今为湿邪所困，湿胜则阳气更微，故须顾其阳气，凡用寒凉之药，宜适可而止；若面苍火旺之人，则津液素属不足，即使在病后期也不可骤进温补，以免炉灰复燃，此则不仅湿温如此，一切温病莫不皆然，在湿温病后期调理，可如吴锡璜所说育阴之中略佐温运透湿，方为善后妙法。

金寿山又按：本章说明人之体质各有不同，戒学者随时省察，辨证施治，并于阳微阴虚二者之外，复举酒客湿盛者，以示范例，说明湿邪伤人，多太阴阳明受病。这是因为太阴为湿土之脏；阳明为水谷之海，同气相应。但在阳旺之躯，湿邪即从热化而归阳明，阴盛之体，湿邪留恋太阴，然后化热，所以在湿热蕴蒸时期，须要辨别热多还是湿多，其故就在于此。所谓热病救阴犹易，这是因为救阴之品，不出寒凉，以寒治热，原属正治。所谓通阳最难，在一般热病无须通阳，但在治疗湿温，有时须要用通阳之法，通阳之法，不免于温，以温治温发生矛盾，所以说通阳最难，然通利小便之法，象河间之桂苓甘露饮〔四一〕，能使湿去热透，而亦不伤于阴，则通阳亦属不难，通阳不在温而在利小便一语，就有金针度人之意。

讨论

湿是六淫之一，自古即认为是疾病之诱因。湿的产生，在自然界有雨露霜雪泉水；在生活中有膏粱酒醴，茶汤生冷。人体阳旺之躯，胃湿恒多，阴盛之体，脾湿亦不少。概括言之，凡空气中湿度的浓稀，人身内体液的分泌，一有过剩或不足，能以发生本病。它的发病有湿热、湿温、寒湿。变证有湿痹，痉厥、水气、咳嗽、痰饮、黄汗、黄瘅、肿胀、疟疾、痢疾、淋症、带症、便血、疝气、痔疮、痈肿等症。其侵袭于人，有自表传里，有水谷内蕴，有内外相合，有伤脾阳，有伤脾阴，有伤胃阳，有伤胃阴，有两伤脾胃。具体来说，就是肠胃消化与吸收机能障碍，水液过剩便是太阴症；水液干涸就是阳明病。因此说湿盛则归太阴；热甚则归阳明。阳明太阴同属胃肠系统，所不同的，阳明是实热；太阴是虚寒。所以病情复杂，在上焦如伤寒；在下焦如内伤，在中焦或如外感，或如内伤。至人之受病，或有外感，或有内伤。淫佚上下内外，无处不到。大率在上则病呕吐，头重、胸满，在外则身重、浮肿；在中则痞满、胀闷；在下则足胫跗肿；深入经络隧道，则发痉搐搦。其来也有挟风挟寒挟热，其变也能为燥火，能为虚寒。其治也发表则神昏，攻下则洞泻，滋润则湿愈重，必也因症而施，淡渗利湿行水，芳香开窍祛浊，苦寒清热，温通活络，斟酌适当。一有所偏，变症百出。

再按本节所论多专指湿温病，陈光淞言之最详。湿温相当于现在所说的肠伤寒与斑疹伤寒。陈存仁说："中医所称湿温伤寒者，验血结果，大多数是传染病之伤寒。（西医由畏氏反应验出，又称肠窒扶斯或肠伤寒）湿温之重者大抵为正伤寒，轻者为副伤寒。（亦有反是者例较少）又中医所称春温、暑温、秋温、冬温，大部分亦为正副伤寒，其小部分验之无伤寒菌者，则另属其他病症。（西医名之为肠胃炎及流行性感冒等症）尚有温病发斑者，验血结果则为斑疹伤寒。"由此可见中医所谓温病，相当于西医所谓急性传染病，而肠伤寒、斑疹伤寒，按照中医辨证属于湿温的范畴，用古人治疗湿温的经验治疗肠伤寒、斑疹伤寒其效果甚为显著。但不能说中医的湿温只等于西医之斑疹伤寒或肠伤寒。兹附录医案数则，以资参考。

叶鉴清治疗湿温案（全国名医验案类编）

病者：唐左，二十四岁，苏州人。

病名：湿温。

原因：内蕴湿滞，新感时令之温气而发。

症候：始而形寒，近则无寒但热，热势早晨较淡，下午暮分则甚，甚则神昏谵语，胸痞呕恶，渴不喜饮，味甜胃困，频咯稠痰，耳聋自汗，溺赤便溏，晶痦稠布，色尚润泽，湿温酿蒸肠胃，已逾两候，既未化火，亦未劫津。

诊断：舌边尖淡红，根苔黄厚，脉右濡滑数，左弦数，体温38.8℃，邪势正在奋兴，且粘腻不易速化，故表有痦汗之宣达，里有溲便之排泄，表里宣通，何以寒热胸痞谵语并不见退，因湿热为粘腻之邪，其来也渐，其去也迟，再挟痰邪，交相酿蒸，舌苔黄厚，可见肠胃伏邪之盛，淹缠时日，在所不免，但求不至昏陷，幸甚。

疗法：既不能表，又不能下，惟有宣泄清化，故用豆卷黄芩清宣湿热为君，二陈去甘草之甜腻，加贝母取意半贝，合竹茹枳壳，即温胆以枳实易枳壳，取其宽胸利气为臣，余如郁金、通草、佩兰、米仁，无非通气渗湿利小便，为佐使也。

处方：大豆卷三钱　法半夏钱半　新会皮一钱　生竹茹钱半　生米仁三钱　淡黄芩钱半　赤茯苓四钱　广郁金

钱半打　生枳壳钱半　佩兰叶钱半　象贝母四钱　方通草一钱。

次诊：下午热甚，状若阴虚，湿温之症也，热邪熏灼故口渴，湿邪粘腻故不喜多饮，湿闭清阳则胸痞，热邪阻胃则泛呕，浮溢于表，蒸热痦汗，扰及包络，神昏谵语，上蔽清窍，耳聋头重，下注二便，溺赤便溏，无形湿热，夹有形痰邪，交相蕴蒸，更难分化，脉右部濡滑，左弦数，体温38.8℃，舌苔黄腻根厚，胃困口甜，病情淹缠，前案早已齿及，所虑内传生变，不得不预为防护，治再宣畅气机，清化湿热痰邪。

次方：豆卷三钱　法夏钱半　赤苓四钱　连翘三钱　生竹茹二钱　淡黄芩钱半　象贝四钱　陈皮钱半　通草一钱　生枳壳钱半　建兰叶四片

三诊：热势较轻，大便溏，溲热赤，泛呕口甜较和，脘宇稍宽，神识亦清，脉来数象较静，右濡细，左弦细，是日体温38.6℃，舌淡黄根腻，肠胃之湿热尚盛，恐郁蒸之寒热，正方兴未艾，治再燥湿清热，双管齐下，或可不致昏陷，宗吴氏三仁汤〔四二〕加减法。

三方：白杏仁三钱　生熟米仁各三钱　法半夏钱半　淡竹叶钱半　通草一钱　白蔻仁五分，后下　制川朴八分　象贝母四钱　陈皮钱半　建兰叶四片

四诊：舌苔较化，体温38.5℃，便溏已止，热势入暮较甚，晶痦随汗出没，热甚时仍胸膈烦闷，略有谵

语，头重耳聋，咯痰漾漾欲泛，口味转淡，渴不喜饮，湿温已十八日，蒙蔽清窍，流连肠胃，无速愈之法，用药偏燥，恐化火伤津，偏清又恐助湿遏邪，治再清化，病势不进就是退机。

四方：制川朴八分　法半夏钱半　陈皮钱半　冬桑叶钱半　生米仁四钱　淡黄芩钱半　赤茯苓四钱　象贝母四钱　生竹茹叶各钱半　生枳壳钱半

五诊：湿为粘腻之邪，热乃无形之气，热为湿遏，湿被热蒸，郁伏肠胃，酿成湿温，其为病也，必淹缠不休。今热势较淡，诸恙亦有减无增，惟胃困口淡，渴饮而不多，舌苔黄腻，中根又布灰滑，蕴伏之邪，层出不尽，脉数而不扬，体温38.5℃，三候之期，就在明日，恐热势未必能和解也，守原意出入之。

五方：制川朴八分　法半夏钱半　陈皮钱半　枳壳钱半　通草一钱　淡黄芩钱半　象贝母四钱　生竹茹叶各钱半　生熟米仁各三钱　泽泻钱半

六诊：今晨热势已退，至午后又凛寒发热，热势颇壮，舌苔灰转深黄，口淡渴喜热饮，溲热色赤，烦闷呕吐亦甚，所幸谵语不作，脉右滑数，左弦数，体温39.4℃，湿热深重，肠胃接近膜原，得能转则松。

六方：淡黄芩钱半　法半夏钱半　赤芩四钱　生竹茹叶各钱半　焦山栀二钱　清水豆卷三钱　象贝四钱　陈皮钱半　炒枳实钱半　通草一钱

七诊：昨夜得畅汗，热势解净，旋即安眠。今晨大便颇爽，胃纳亦展，惟午后寒热又来，烦闷呕吐渴饮等，随寒热接踵而至，脉来数象，右部较甚，体温39.4℃，舌苔深黄，湿从热化，转疟之象已著，前贤王孟英先生论黄连温胆汤，治湿热疟疾最宜，今谨遵之。

七方：上川连七分　赤苓四钱　生竹茹叶各二钱　生甘草四分　生米仁四钱　制半夏钱半　陈皮一钱　生枳实钱半　象贝母四钱　通草一钱，阴阳水煎服一剂。

八诊：寒热如疟，热重于寒，舌苔较化，耳聋渐亮，口淡干腻，晶瘄尚随汗外布，湿热粘腻，所以淹缠，脉来濡数，体温38.8℃，治再和解。

八方：香青蒿钱半　制半夏钱半　青陈皮各一钱　生枳实钱半　肥知母钱半　川黄连七分　赤苓四钱　生竹茹二钱　象贝母四钱　草果仁八分，阴阳水煎服二剂。

九诊：疟势已轻，大便通畅，胃纳亦展，湿热逐渐退化，舌苔尚黄，脉来濡数，体温39.4℃，治再用清宣泄。

九方：香青蒿一钱　法半夏钱半　陈皮一钱　草果仁七分　生竹茹二钱　淡黄芩钱半　柔白薇一钱　赤苓四钱　肥知母钱半　象贝母四钱，阴阳水煎服二剂。

十诊：昨午后微有寒热，经一时许即汗解，口淡、舌根薄黄，邪势日退，正伤未复，脉数已和，来往濡软无力，谷食增旺，大便亦畅，治再和胃，以化余邪。

十方：川石斛三钱　赤苓四钱　陈皮一钱　水炒竹茹钱半　通草一钱　法半夏钱半　川贝母二钱　生谷芽四钱　饭汤炒米仁四钱　灯心三扎

十一诊：寒热已止，诸恙均安，惟神倦肢怠，脉来濡弱，邪虽退，正未复，性既畏药，不妨暂停，谨慎起居饮食，壮年不难复元，治再和养。

十一方：原金斛三钱　宋半夏钱半　炒川贝二钱　水炒竹茹钱半　冬瓜子三钱　生谷芽四钱　白茯苓三钱　陈皮一钱　通草一钱　红枣三枚

效果：服三剂全愈。

何廉臣按：东南地气卑湿，天时温暖，真伤寒症极少，除风温症外，最多湿温之症，此案湿滞热郁，久蕴酿痰，痰湿热阻滞三焦，治以开上疏中导下分消法为正治，方亦宗此立法，看似常用药品，却非老手不办。

达按：此案所叙症状，在我国东南方夏秋之际甚多，脉数，体温高可能非现在西医所谓伤寒，其他寒热、胸痞、谵语、晶痦、耳聋、头重、溺赤、便溏是中医湿温的现症。我们临床上见此类症状，通过化验培养亦有无阳性发现，所以肠伤寒、斑疹伤寒属于中医湿温之范畴，应用中医治疗湿温之经验可以获得满意之效果，但中医之湿温并不单指肠伤寒与斑疹伤寒。以后转为寒热如疟，但亦找不到疟原虫，所以中医有正疟时疟之分，由此可见中医之经验当灵活运用。

再此症以开上疏中导下分消法，应用杏、朴、芩及温胆汤，可为叶氏上节所论邪留三焦与本节所论湿邪注脚。可见叶氏之经验可贵，而鉴清是善于运用天士之学说和经验之人。

湿温（肠伤寒）**病例**（天津医科大学附属医院内科）

病者：王××，女性，十八岁，天津人，农民，病历号——五九九七。

病名：湿温（肠伤寒）。

初诊：高热一周，体温39.9℃，自服退热剂，大汗出而不解，转为神昏，二便失禁，身有赤疹隐而不透，牙关紧闭，手足厥逆，颜面赤红，脉滑细数，舌质红赤，苔白而腻，为湿热之邪蒙闭心包。

西医检查：血培养：伤寒杆菌。

肥达氏反应"H"1：80，"O"1：80。

处方：生石膏五钱　淡豆豉三钱　焦山栀三钱　大连翘五钱　金银花五钱　石菖蒲二钱　广郁金二录　鲜芦根一两　滑石块四钱　薄荷叶一钱　紫雪散一钱，冲服。

二诊：仍高热神昏，体温39.7℃，口内多痰，大便溏泄，日三至七次，色黑。舌质红，苔白腻，脉细数。为湿热内侵营血，劫伤阴络，而大便下血。

处方：鲜生地一两　鲜石斛四钱　生石膏八钱　葛根三钱　淡豆豉五钱　连翘四钱　川连一钱　通草一钱　鲜芦

根一两　滑石块四钱　佩兰四钱　羚羊粉四分，分冲。

三诊：热势稍减，体温38.1℃，已见白㾦，神志仍不清楚，大便如前，脉苔同上，原方加透㾦托斑之品。

处方：蝉衣钱半　鲜生地一两　石斛四钱　生石膏五钱　葛根五钱　淡豆豉五钱　连翘五钱　川连一钱　黄芩二钱　鲜芦根一两　通草一钱　滑石五钱　佩兰三钱　广玉金二钱　羚羊粉三分，冲

四诊：热度大减，体温37.1℃，但白㾦出而不爽，神志仍不清，不语，脉细数，舌苔白厚垢腻，仍宜清热育阴透㾦。

处方：鲜生地八钱　金石斛四钱　生石膏五钱　葛根二钱　淡豆豉四钱　连翘五钱　银花五钱　鲜芦根一两　蝉衣钱半　荷叶二钱　广玉金钱半　炒神曲二钱，紫雪散一钱送服。

五诊：身热已退，体温37℃，仍神昏，但较前进步，能张口，二便不能自理，便转黄色，舌质淡红，苔白厚腻，脉细滑数，有痰涎流出，是湿邪虽减，痰浊蒙闭仍甚，宜涤痰开窍，使湿热无所依附。

处方：鲜芦根一两　佩兰叶三钱　天竺黄三钱　半夏曲三钱　石菖蒲二钱　广玉金二钱　竹茹三钱　金石斛四钱　滑石块四钱　橘红二钱　银花五钱　连翘五钱　木通一钱　紫雪散一钱送服。

六诊：痰涎仍盛，呻吟连声，神志仍未清醒，舌质

淡红，苔白而腻，痰湿蒙闭心包，继以芳香开窍，清化痰湿。

处方：鲜芦根八钱　佩兰叶二钱　藿香梗二钱　清半夏三钱　天竺黄三钱　石菖蒲二钱　广玉金二钱　竹茹二钱　银花三钱　连翘三钱　橘红三钱　茯神三钱　远志钱半　竹沥水四钱　生姜汁五分，紫雪散五分送服。

七诊：痰涎已少，仍有呻吟哭叫，大便二日未行，舌苔白厚而腻，舌质淡红，脉沉细而滑，以芳香开窍，佐以通泄。

处方：鲜芦根八钱　连心连翘五钱　银花四钱　忍冬藤三钱　钩藤五钱　竹茹三钱　金石斛四钱　大寸冬三钱　石菖蒲二钱　广郁金二钱　焦稻芽三钱　黄连一钱　六一散四钱　送服安宫牛黄丸一丸。

八诊：神志清醒，诸恙若释，脉细软略数，苔薄白，继续清余热。

处方：鲜芦根八钱　连翘心三钱　莲子心三钱　鲜生地八钱　金石斛五钱　竹茹叶各三钱　天竺黄三钱　杭菊花三钱　钩藤五钱　石菖蒲二钱　焦稻芽三钱　六一散三钱　粉丹皮三钱　灯心五分，连服三剂，痊愈出院。

达按：此症经过西医的化验检查，确诊为肠伤寒，其临床表现是稽留热、身重、身痛、脉缓、蔷薇疹、食欲不振等，符合祖国医学的湿温症。我们根据古人治湿温症的经验和理论加以治疗。湿温的病因是湿热，病机在脾胃，湿性粘腻，湿聚热蒸，不易分解，患者自服退热剂汗出而热不解，正如吴鞠通所言：汗之则神昏耳聋，甚则目瞑不欲言。我们收入住院后即本清热渗湿，芳香开窍原则施治。又以患者痰涎涌盛，湿为阴邪，夹痰更助湿热，所以昏迷二十余日之久，同时其他同来患者均已病愈出院，患者仍未清醒，至第六第七两次复诊着重涤痰开窍，始豁然而愈。正如戴天章所说：夹痰、水、食、血等邪属实，必先清其夹邪，温邪始易透解。

再按陈存仁湿温伤寒手册提出湿温伤寒（编者按即指中医之湿温证与西医之肠伤寒）与斑疹伤寒，虽同名伤寒，实为各不相涉之两种病，其最大区别，约有三端。

第一点：

甲，湿温伤寒之病源，在于肠部（西医谓伤寒杆菌由口而入至小肠成病）最大之危险，在于肠出血。

乙，斑疹伤寒之病源，在于血分（西医谓斑疹伤寒之病原由虱传入血中而致病）最大之危险，在于热入营分毒素入脑而发狂，是以湿温决不发斑，发斑者决不肠出血，发斑不已两周死亡。

第二点：

甲，湿温伤寒病程较长，约为四周。

乙，斑疹伤寒病程仅二周即十四日，非愈即死。

第三点：

甲，湿温最忌伤肠，宜食流动物品，至第二周已不宜用攻药，第三周则更忌用攻下剂。

乙，斑疹伤寒初始即应攻下，以清涤肠垢，至第二周，有积者亦不忌攻，至第三周转愈时，更不忌攻下剂。又斑疹伤寒初起即忌表药，凉血药愈早愈重愈好。

中医书籍载温病发斑者，其源甚早，巢氏病源论即有详载，与温病向未分立为两症，是以认症投药混淆不清，须知斑疹伤寒症与湿温伤寒症，证相类而症不相同，如能认识清楚，则治疗时利莫甚焉。

第七章　里结阳明

原文

再论三焦不得从外解，必致成里结。里结于何？在阳明胃与肠也。亦须用下法，不可以气血之分就不可下也。但伤寒邪热在里，劫烁津液，下之宜猛；此多湿邪内搏，下之宜轻。伤寒大便溏，为邪已尽，不可再下；湿温大便溏为邪未尽，必大便鞕，慎不可再攻也。以粪燥为无湿矣。

各家注释

章虚谷曰：胃为脏腑之海，各脏腑之邪皆能归胃，况三焦包罗脏腑，其邪之入胃尤易也，伤寒化热，肠胃干结，故下宜峻猛；湿热凝滞，大便本不干结，以阴邪瘀闭不通，若用承气猛下，其行速而气徒伤，湿仍胶结不去，故当轻法频下，如下文所云小陷胸泻心〔四三〕等，皆为轻下之法也。

王士雄曰：伤寒化热，固是阳邪，湿热凝滞者，大便虽不干结，黑如胶漆者有之，岂可目为阴邪，谓之浊邪可也，惟其误为阴邪，故复援温脾汤〔四四〕下寒实之例，而自诩下阳虚之湿热为深得仲景心法，真未经监证之言也，似是而非，删去不录。

周澂之曰：湿邪最濡滞，来缓去亦缓，在表不可猛汗，在里不可猛下。

吴锡璜曰：按伤寒大便溏，虽栀子豉汤〔四五〕亦所禁用，若温病之大便秘宜大剂清解，至气机通畅以后仍下胶粪而不干结，且粘臭异常，切不可以粪溏而谓中虚。

陈光淞曰：不可以气血之分谓不可下者，气指温病言，血指伤寒言……所以为此言者，恐人误会，谓温邪留于气分在上，不与伤寒入里同而不敢下也。

金寿山曰：本章论温邪入气之后，不从外解，必致里结阳明，所谓阳明包括胃与肠两部分。本章第二节论里结于胃；第三节论里结于肠。这两种情况虽然风温、湿温都可能见到，而以湿温为多见。但湿热为病，初起原有胸脘痞闷，甚则腹部胀满疼痛，不可误认为里结阳明，轻用通下。鉴别之点，主要在于验舌，黄而燥，黄而浊，有根有地，湿热里结在胃可用苦泄；黄甚，黄如沉香色，灰黄色，老黄色、黄燥而有裂纹，湿热里结在肠皆可下之；若未见此等舌，虽有胸腹或满或胀或痛，甚或大便秘结仍是湿热未结之象，不宜用此等法。总之，湿热已结用苦泄或通下，未结用开泄，是两个有原则性出入的法则，不可不知。

原文

再人之体，脘在腹上，其地位处于中，按之痛，或自痛，或痞胀，当用苦泄，以其入腹近也。必验之于舌：或黄或浊，可与小陷胸汤、或泻心汤，随证治之。或白不燥，或黄白相兼，或灰白不渴，慎不可乱投苦泄。其中有外邪未解，里先结者；或邪郁未伸，或素属中冷者；虽有脘中痞闷，宜从开泄，宣通气滞，以达归于肺，如近俗之杏、蔻、橘、桔等，是轻苦微辛，具流动之品可耳。

各家注释

章虚谷曰：此言苔白为寒，不燥则有痰湿，其黄白相兼，灰白而不渴者，皆阳气不化，阴邪壅滞，故不可乱投苦寒滑泄以伤阳也，其外邪未解而里先结，故苔黄白相兼而脘痞，皆宜轻苦微辛，以宣通其气滞也。

王士雄曰：凡视温证，必察胸脘，如拒按者，必先开泄，若苔白不渴，多挟痰湿，轻者橘、蔻、姜、薤，重者枳实连夏，均可用之，虽舌绛神昏，但胸下拒按，即不可率投凉润，必参以辛开之品，始有效也。

吴锡璜曰：腹疼或胀，伏气病初发有之，病后亦有之，相其在气在营，于当用方中加入百合、丹参、川栋、橘红、檀香、朴花之属，往往获效。

又按：伏暑病脘闷作呕者居多，不先开泄，变成昏

迷，及结胸者，往往而有，若舌干绛，于清营养液方
中，亦须佐以辛开之品。

陈光淞曰：盖脘居中焦之部署，其按之痛或自痛或
痞胀，属湿热互结，浊痰凝滞，阻中焦气分而然，皆属
于痞，故宜用小陷胸汤或泻心汤，苦辛通降，涤除痰
热。必验之于舌或黄或浊者，以舌见黄浊，已入中焦，
中焦入腹近，不复能提归上焦，再事宣泄，只能使之下
达耳，熟玩下文自明。吴氏温病条辨治浊痰凝聚心下痞
者，用半夏泻心汤〔四六〕去参、姜、大枣、甘草，加
枳实、杏仁深合苦泄之法……不宜苦泄者，当用开泄，
盖舌白不燥，湿未化热，只伤气分，黄白相兼为气分之
邪未尽，灰白不渴属脾湿盛。外邪未解里先结者，湿温
风温均有，盖邪未透达，湿阻中焦也；邪郁未伸者，指
湿遏热伏之证；素属中冷者，谓里湿素盛，宿有痰饮之
疾者。其脘中痞痛，系湿阻气分，中焦失运所致，故宜
从事开泄。以杏、蔻、橘、桔轻苦微辛之品，宣通气滞
必达归于肺者，以肺居一身之气，气化则湿亦化也。按
温病条辨中有三仁汤、宣痹汤〔四七〕三香汤〔四八〕等，
均于此证相合，可随其轻重而选用之。

吴坤安曰：湿邪结于太阴，则胸腹满闷，宜苦温以
开之，苍、朴、二陈、二苓之类；若黄苔而燥，胸中痞
满，此阳邪结于心下，按之痛者痰热固结也，小陷胸
法；呕恶，溺涩者，湿热内结也，泻心法。病有外邪未

解而里先结者，如舌苔粘腻微黄，口不渴饮，而胸中满闷是也。此湿邪结于气分，宜白蔻、橘红、杏仁、郁金、枳壳、桔梗之类，开泄气分，使邪仍从肺分而出，则解矣。不可用泻心苦泄之法。

原文

再前云舌黄或浊，须要有地之黄，若光滑者，乃无形湿热，中有虚象，大忌前法。其脐以上为大腹，或满或胀或痛，此必邪已入里矣，表证必无，或十之存一。亦要验之于舌。或黄甚，或如沉香色；或老黄色；或中有断纹。皆当下之，如小承气汤〔四九〕；用槟榔、青皮、枳实、元明粉、生首乌等。若未见此等舌，不宜用此等法，恐其中有湿聚太阴为满；或寒湿错杂为痛；或气壅为胀，又当以别法治之。

各家注释

周澂之曰：以有地无地，分有形无形，虚字即指无形，即膻中气分空虚处也。

章虚谷曰：舌苔如地上初生之草，必有根，无根者为浮垢，刮之即去，乃无形湿热，而胃无结实之邪，故云有中虚之象，若妄用攻泻伤内，则表邪反陷，为难治矣，即使有此等舌苔，亦不宜用攻泻之药，又如湿为阴邪，脾为湿土，故脾阳虚，则湿聚腹满，按之不坚，虽现各色舌苔而必滑，色黄为热，白为寒，总当扶脾燥湿为主，热者佐凉药，寒者非大温，其湿不能去也，若气壅为胀，皆有虚实寒热之不同，更当辨别以利气和气为主治也。

王士雄曰：章氏所释白为寒，非大温，其湿不去是也，然苔虽白而不燥，还须问其口中和否，如口中自觉粘腻，则湿渐化热，仅可用厚朴槟榔等；苦辛微温之品，口中苦渴者，邪已化热，不但大温不可用，必改用淡渗苦降微凉之剂矣，或渴喜热饮者，邪虽化热而痰饮内盛也，宜温胆汤加黄连。

吴锡璜曰：腹胀痛温热病初起亦有之，有用通络搜邪，热发而胀痛寻止者，此乃伏邪由里出表之象，璜曾数见之，非太阴症也，至云湿聚太阴为满，或寒温杂症为痛等，夫胀满乃肠胃之病，太阴为脾，据仲景伤寒论亦以寒湿胀满为太阴之病，盖以寒邪因气体之传变而异，阳胜则入阳明之腑，阴胜而入太阴之脏，与本节所云湿聚太阴为满者，病形来源虽不同，而湿动太阴之症，则无不同也，西说以脾主收聚往来余剩之血，以宽闲动脉而保护脏腑，有发生白血输之作用，热症传染病或因赤血球破坏其分解物，与血液热入脾脏而刺激之，则脾血管扩张充血，脾髓组织增生，而成脾肿，此病颇多，我国医学无此精切，合附录之。

又按：脐上为大腹，乃胃也，非太阴之部位，太阴脾连于甜肉经即膵脏也，主其甜汁，助胆汁以消食物，或者脾病甜肉经为之障碍，因之消化不良，胃部胀满，故名之为太阴症乎，特存其说，以资考正。

宋佑甫曰：若妄行攻泻，必致表邪入里，为结胸痞气腹胀等证。

陈光淞曰：脐以上正当肠胃之间，或满或胀或痛，则邪之入里已结于肠胃无疑，斯时表证必无，即有一二，而里结已甚，断非宣通开泄所能达，故当验舌即下。

吴坤安曰：伤寒（按吴坤安所称伤寒是广义的伤寒，包括温病）由表达里，故舌苔先白后黄，至纯黄无白，邪已离表入里，即仲景所谓胃家实也。然舌苔虽黄，而未焦老裂纹起刺，大便虽秘，而未至痞满硬痛，尚属胃家热而未实，宜清不宜攻，必再验其舌形黄厚焦老，中心裂纹，或起刺，腹中硬满胀痛，方用承气下之即安。舌中心属胃，凡肠中有燥矢，舌心必有黄燥黑燥等苔，然腹无硬满攻痛之状，亦只须养阴润燥，不可妄用承气攻之。

邵仙根曰：邪入阳明有在经在腑之分，有已实未实之别，治法有宜清宜下之异，临症切须详察。

讨论

以上三节说明邪不外解，致成里结，邪结部位分脘、腹、胃、肠，这是叶氏将腹诊方法应用于温热。虽然本论仅提到，"人之体脘在腹上……"一节，但已启示腹诊之重要性，而又与察舌联系起来，更显得在温热病诊断上切实可凭。叶氏诊腹法未得传，今参录何廉臣氏幼科按胸腹法作为临床参考。

诊法：当分上中下三停，自胸至膈为上停，自上脘至脐上为中停，自脐至少腹为下停。先用通诊法，轻手循抚，遍按胸膈至少腹，知皮肤之润燥，以辨寒热，中手寻扪问痛不痛者，以察食滞之有无；重手推按，更问痛否，以察脏腑之虚实，沉积之何如。即诊脉中浮中沉之法也。

次用分诊法，先诊胸膈。凡胸高起，按之气喘者，为肺胀，或肺包膜积水，或肺气管停痰。膈间高起者，非气聚，即积水也，即是龟胸，俗名心突，又名鸡胸胀，皆系此症。尤其诊左边虚里穴，若跳动甚者，虽积热不可攻伐，以其先天不足也。凡虚里动气有三候；浅按便得，深按却不得者，气虚之候；轻按洪大，重按虚细者，血虚之候；有形而动者，积聚之候。故虚里之动，可以辨病机之轻重。按之应手，动而不紧，缓而不急者，宗气积于包络中也，是为常；视之不见，按之渐动，如应如不应者为吉；若胸中气衰，其动高逾乳，至中府云门者凶；若其动洪大而弹手，与细按而绝然不应者，皆脉之宗气绝也，病必凶。

次诊上、中、下三脘，以指按之，平而无涩滞者，胃中平和而无宿滞也；按中脘虽痞硬，漉漉有声而不如石者，是积水也；若痛而拒按，必挟食积，虽热盛神昏，必先苦辛开泄，切忌苦寒直降也。诊腹之要，以脐为先，如脐之上下左右，胀大如著，动跃震手者，冲任脉动也。凡温热伤阴，阴虚火动之症，多有此候，病最难治；见于泄泻痢疾后者，病多不治。若小儿素禀母体气郁，一病温热夹食，肠中必有积热，热盛则冲脉动。动而低者，热毒轻；动而高者，热毒重。兼虚里亦动甚者死。惟积热渐下，冲任脉动渐微，及下净而冲任脉不动者生。

其次诊大腹。脉候有热，而腹候无热者，是表热而其热易去也；按腹而热如烧手掌者，是伏热而其热不易去也，小儿温热，其轻重难以脉辨，而诊腹可以决定矣。若心下动而其热烙手者，尤不可忽。若满腹痛，则有食痛，瘀痛、积水痛之分。食痛者，痛在心下脐上，硬痛拒按，按之则痛益甚；瘀痛者，痛在脐旁小腹，按痛处则有块应手；积水痛者，腹痛牵引两胁，按之则软，漉漉有声，时吐水汁，吐则痛减。若水肿胀满症，由腹按之至脐，脐随手移左右，重手按离乎脊，失脐根者必死，脐大突者亦死。若绕脐而痛，乃燥粪结于肠中，欲出不出之候。

以上所录我国诊腹之法，虽系直接接触；而又联系脉诊、舌诊，体现了整体观念，较单独触诊为全面，惟限于条件，未能利用科学设备，今后应结合X线，心电图、血压表，听诊器可以益臻完备。

再叶氏将温热邪结阳明之症，归纳为热结，湿聚，气壅三方面，实即将心、肺、消化系统的病变，作了全面的观察。至于治法分为开泄、苦泄、通下。湿热未结用开泄，已结用苦泄或通下，条理井然，其湿甚或热甚为湿温症关键问题，主要必验之于舌，轻重缓急，不容或紊。

（一）开泄：适用于舌白不燥，或黄白相兼，或灰白不渴，为湿邪尚盛或邪郁未伸，或素属中冷，虽脘中痞闷，宜开泄宣通，以达于肺，如杏、蔻、橘、桔。王孟英以拒按为诊断，以痰湿为原因，轻则用橘、蔻、薑、薤，重则用枳实、连、夏。陈光淞更引用吴鞠通之三仁汤，宣痹汤、三香汤，皆宜于湿温症。

（二）苦泄：适用于湿渐化热，心下痞，按之痛或自痛，口苦或呕恶，大便秘结或泄泻，小便短赤，舌黄或浊。宜小陷胸汤或泻心汤。此法以苦寒清热为主，少佐香燥之药，达到辛开、苦泄、燥湿、清热作用。若湿热相等，则宜清热化湿，此中自有分寸。更应注意的，不可见热多而早用甘寒，如果误投，最易恋邪，而生变化。

（三）通下：温下症，多属邪热结聚胃腑，适用寒下，又有轻重缓急之分，吴鞠通温病条辨说："阳明下证，峙立三法，热结液干之大实证则用大承气。偏于热结而液不干者旁流是也，则用调胃承气。偏于液干多而热结少者，则用增液，所以回护其虚，务存津液之心法也。"一般来说，温病下法忌用苦燥，故使用大、小承气者较少，使用调胃承气〔五〇〕的机会较多。吴鞠通又说："阳明温病，下之不通，其证有五，应下失下，正虚不能运药，不运药者死，新加黄龙汤主之，喘促不宁，痰涎壅滞，右寸实大，肺气不降者宣白承气汤主之。左尺牢坚，小便赤痛，时烦渴甚，导赤承气汤主之，邪闭心包，神昏舌短，内窍不通，饮不解渴者，牛黄承气主之。津液不足，无水舟停者，间服增液，再不下者，增液承气汤主之。"以上分别浅深轻重，皆有至理。附录医案于后，以资参证：

郑淑渔、庄虞卿治疗胃肠实热案（全国名医验案类编）

病者：刘式聪乃室，年逾四秩，体强。

病名：胃肠实热。

原因：初患温热，又复生产，邪热乘虚而陷入阳明，遂成实热之症。

症候：单热不寒，舌黑口渴，两耳无闻，腹痛胸满，大便旬余不解。

诊断：脉左手沉数，右手沉实。脉症合参，此手足阳明实热症也。口渴舌黑，邪火内焚者，火极似水也。大便闭，耳无闻者，热蒸清窍也。夫胃气以下行为顺，今为邪热蕴结，失其下行之效用，遂致腹痛胸满，病已结热在里，非下夺决无生理，勿守丹溪产后以大补气血为主之诚，宜遵景岳产后有火，不得不清，有内伤停滞，不得不开通之训。俟下后病退，再服调补之剂。

疗法：急则治标，仿仲景治产后实热例，用大承气以夺其邪。下后，即用归、芍、地以养其血，元、麦、生草以滋其液，治分标本先后，庶无实实虚虚之弊。

处方：生锦纹三钱　芒硝钱半　川朴一钱　枳实一钱，水六杯先煮枳、朴，后纳硝、黄，煮取三杯，分二次服，一剂知，即勿服。

又方：当归身三钱　大生地四钱　生白芍三钱　元参钱半　破麦冬三钱　生甘草八分

效果：一日大便利，耳能闻，舌黑退，胸腹舒，改服次方，旬余就痊。

何廉臣按：辨证处方，殊有卓识，非精研金匮妇人方者不敢用。

郑惠中治疗瘅热兼寒案（全国名医验案类编）

病者：何郑氏，年三十二岁。

病名：瘅热兼寒。

原因：由伏热内发，新凉外搏所致。

症候：头痛背寒，身热无汗，口渴神烦，脘腹尤灼，便闭溺赤，两足独冷。

诊断：脉右洪数，左浮弦，舌赤苔白兼黄，此外寒束内热，热由伏气，即灵枢所谓冬伤于寒，春生瘅热是也。

疗法：仿叶氏辛凉重剂，故用荷、杏、石、甘，发表解热为君，佐以栀、豉、蒡、翘之轻宣，芦笋、灯心之凉透。

处方：薄荷叶一钱　生石膏六钱，研细　焦山栀三钱　炒牛蒡钱半　光杏仁三钱　生甘草六分　淡香豉三钱　青连翘四钱，先用活水芦笋一两　灯心五分，煎汤代水。

次诊：一剂而微微似汗，再剂而壮热大渴，大汗淋漓，神烦谵语，两足转温，频转矢气，脉右洪大搏数，左转数实，舌苔黄糙，此热结胃肠之实火症也。实则泻之，与白虎承气汤，急下存津。

次方：生石膏一两，杵　生川军三钱　小枳实钱半　肥知母四钱　元明粉二钱，分冲　生甘草七分

三诊：一剂而腹中努胀，欲便不便，二剂而大便通畅，热渴顿除，谵止神静，惟小溲赤热涩痛，黄苔退而舌干，干不喜饮，脉转小数，按之无力，此伏热去而津液已亏也。议保津以清余热。

三方：鲜生地五钱　天花粉二钱　济银花钱半　鲜茅根一两，去皮　鲜石斛四钱　毛西参一钱　连翘二钱　鲜荷梗一尺，切寸

效果：连服三剂，溺利热净，后用白茅根一两、鲜石斛三钱，煎汤代茶，调理旬日而瘳。

何廉臣按：瘅热多发于暮春，正立夏阳气升发之时，伏气自内而出，发于阳明者多，膏、知放胆可用，若挟新寒搏束，亦当兼发其表，表邪先解，然后辨其为燥热则用膏、知、为实热则用硝黄，一意肃清伏热，其病自愈。只要认症清楚，确系热在于胃，则白虎、承气依法投之，可以取效反掌，切勿因疑生怯，反致因循贻误也。无如不明医理者，见方中有大黄一味，即谓之承气，即谓之攻积，因而疑忌多端，当用不用，坐此贻误者多矣。

达按：此案经确诊为热在于胃，故以白虎承气奏功，但于有表邪时，必先之以辛凉重剂，以荷、杏、石、甘发表解热为君，以后脉转洪、数、实，舌苔黄糙，壮热大渴大汗，始用白虎承气，表里分清，非一味猛施硝、黄者可比，此所谓胆大心细也。

毛凤冈治热病化燥案（全国名医验案类编）

病者：王珊卿，年三十二岁。

病名：热病化燥。

原因：立夏后多食米糕，食积化火，触动伏热而暴发。前医用消导药二剂，病势反剧。

症候：身灼热，汗自出，不恶寒，反恶热，口渴引饮，谵语发狂，便闭溺涩，苔厚焦黑。

诊断：脉洪数实而有力，脉症合参，此伏热化燥，伤寒论所谓"阳明之为病，胃家实。""表里皆热，热结在里。"是也。

疗法：仿喻西昌硝黄甘膏汤急下存阴例，以救济之。

处方：元明粉三钱，后冲　生川军四钱　生石膏一两，研细　生甘草五分

次诊：一剂而略便燥矢，狂热渐减，再剂而燥便甚多，热退不渴，神疲嗜卧。醒后神识转清，舌红微干，脉虚数，改用吴氏五汁饮，养胃阴以善后。

次方：甘蔗汁、雅梨汁、鲜芦根汁各两大瓢，生荸荠汁、生藕汁各一大瓢，重汤炖温服。

效果：连服三日诸症皆平而瘥。

何廉臣按：热病者，纯热无寒之伏气也。发于春者为瘅热，发于夏者为热病，热化火，火就燥，理当急下存阴，方用喻氏硝、黄、甘、膏，药虽四味，泻火清燥，面面圆到，一击而中，此素有定见于中，乃不为临岐所炫。

达按：陈素中、杨栗山曾说：温病与伤寒虽曰不同，

而或清或攻，后一节治法原无大异，惟初病散表，前一节治法，则有天渊之别。观于本案，先根据伤寒论阳明之为病，胃家实，以急下存阴；以后热退津伤用吴氏五汁饮甘寒救液。是热结在里不在表，则用伤寒法；下后救阴则用温病法，足见温病与伤寒之关系。但又不能如陆九芝所说：温病为伤寒之阳明病，因在表之治法又大不相同也。

第八章 察舌

原文

再黄苔不甚厚而滑者，热未伤津，犹可清热透表；若虽薄而干者，邪虽去而津受伤也，苦重之药当禁，宜甘寒轻剂可也。

各家注释

章虚谷曰：热初入营，即舌绛苔黄，其不甚厚者，邪结未深，故可清热，以辛开之药从表透发，舌滑而津未伤，得以化汗而解，若津伤舌干，虽苔薄邪轻，亦必闭结难出，故当先养其津，津回舌润，再清余邪也。

吴坤安曰：黄苔虽主里，如苔薄而滑者，是热邪尚在气分，津液未亡，不妨用柴、葛、芩、翘，或栀、豉、翘、薄之类，轻清泄热透表，邪亦可外达肌分而解也。

陈光淞曰：此条辨黄苔之不宜下者……盖犹可清热透表，与苦重之药当禁……甘寒轻剂，如温病条辨中增液等法可师。

原文

再论其热传营，舌色必绛。绛深红色也，初传绛色中兼黄白色，此气分之邪未尽也，泄卫透营两和可也；纯绛鲜色者，包络受病也，宜犀角、鲜生地、连翘、郁金、石菖蒲等。延之数日，或平素心虚有痰，外热一陷，里格就闭，非菖蒲郁金所能开，须用牛黄丸、至宝丹之类以开其闭，恐其昏厥为痉也。

各家注释

吴锡璜曰：邪陷心包，即西医所谓神经中枢被细菌侵害之症也，此症轻者头痛不安，意识溷浊，重者或昏谵或昏痉不知人，舌绛者用牛黄丸神犀丹多愈，舌淡晦者，虽神气半明半昧每每变生不测不可不知。

何报之曰：温热病一发，便壮热烦渴，舌正赤而有白苔者，虽滑，即当清里，切忌表药。

章虚谷曰：绛者指舌本也，黄白者指舌苔也，舌本通心脾之气血，心主营，营热故舌绛也，脾胃为中土，邪入胃则生苔，如地上生草也，然无病之人常有微薄苔如草根者，即胃中之生气也，若光滑如镜，则胃无生发之气，如不毛之地，其土枯矣，胃有生气而邪入之，其苔即长厚，如草根之得秽浊而长发也，故可以验病之虚实寒热，邪之浅深轻重也，脾胃统一身之阴阳，营卫主一身之气血，故脾又为营之源，胃又为卫之本也，苔兼白，白属气，故其邪未离气分，可用泄卫透营，仍从表解，勿使入内也，纯绛鲜泽者，言无苔色，则胃无浊结，而邪已离卫入营，其热在心包也，若平素有痰，必有舌苔（王士雄曰：绛而泽者，虽为营热之征，实因有痰，故不甚干燥也，问若胸闷者，尤为痰据，不必定有苔也，菖蒲郁金亦为此设，若竟无痰，必不甚泽）。其心虚血少者，舌色多不鲜赤，或淡晦无神，邪陷多危而难治，于此可卜吉凶也，若邪火盛而色赤，宜牛黄丸，痰湿盛而有垢浊之苔者，宜至宝丹。

吴坤安曰：邪入营中，宜泄营透热，故用犀角以透营分之热邪；翘、丹、鲜地，以清营分之热邪。邪入心包络，则神昏内闭，须加川郁金、石菖蒲以开之，若兼有火痰，必致痰涎内闭，更当加西黄、川贝、天竺黄之类，清火豁痰。

原文

再色绛而舌中心干者，乃心胃火燔，劫烁津液，即黄连、石膏亦可加入。若烦渴烦热，舌心干，四边色红，中心或黄或白者，此非血分也，乃上焦气热烁津，急用凉膈散〔五一〕散其无形之热，再看其后转变可也。慎勿用血药以滋腻难散。至舌绛望之若干，手扪之原有津液，此津亏湿热熏蒸，将成浊痰蒙闭心包也。

各家注释

王士雄曰：热已入营则色绛，胃火烁液则舌心干，加黄连石膏于犀角生地等药中，以清营热而救胃津，即白虎加生地之例也。

章虚谷曰：其舌四边红而不绛，中兼黄白而渴，故知其热不在血分，而在上焦气分，当用凉膈散清之，勿用血药引入血分，反难解散也，盖胃以通降为用，若营热蒸其胃中浊气成痰，不能下降，反上熏而蒙蔽心包，望之若干，扪之仍湿者，是其先兆也。

吴锡璜曰：此节辨在气在营，及邪时侵扰神明之候，尤为精到，盖人身机括，惟心营肺气及中枢神经最为重要，其死人也动在俄倾，温热初病多在肺，次在营，又次则扰及神经，谓非由口鼻传染而不可也，以生活最关系之肺脏心脏及脑神经因热病而波累而及，偶一误治，对于生命遂有不良之结果，医者于此尤当心细如发，胆大于身，方足以生死人而肉白骨，叶氏此论辨在气忌用血药，辨在营须清热育阴，又恐秽浊蒙蔽神明，以舌望之若干，手扪之原有津液，为浊邪害清，先事预防之，际此时机尤须于当用药中加芳香开窍诸品，以泄秽毒而展神明，易曰知几其神乎，吾于叶天士先生而有以识之也。

陈光淞曰：按黄连清心火，石膏平胃热，以心胃火燔劫烁津液，故加二味于前犀角、生地等药中。至白虎加生地救斑出热不解胃阴亡之证，与此不同，王氏引以为例，非是。

陈光淞曰：上节言初传绛色中兼黄白色，为气分之邪未尽。盖邪在气分，苔属黄白，初传营分，气分尚有余邪，故中兼黄白，今四边色红，红浅于绛，中心黄白而干，加以烦渴烦热，是邪未入营，属气热烁津所致，故当急用凉膈散，俾无形邪热随有形浊痰下解以去，若用滋腻血药，是反助浊痰，资其邪热而难散矣，故以慎勿用为戒。

原文

再有热传营血，其人素有瘀伤宿血在胸膈中，挟热而搏，其舌色必紫而暗，扪之湿，当加入散血之品，如琥珀、丹参、桃仁、丹皮等，不尔，瘀血与热为伍，阻遏正气，遂变如狂、发狂之证。若紫而肿大者，乃酒毒冲心，若紫而干晦者，肾肝色泛也，难治。

各家注释

何报之曰：酒毒内蕴，舌必深紫而赤，或干涸，若淡紫而带青滑则为寒证矣须辨。

章虚谷曰：舌紫而暗，暗即晦也，扪之潮湿不干，故为瘀血，其晦而干者，精血已枯，邪热乘之，故为难治，肾色黑，肝色青，青黑相合而见于舌，变化紫晦，故曰肾肝色泛也。（王士雄曰：此舌虽无邪热亦难治）。
酒毒冲心，急加黄连清之。

陈光淞曰：紫而干晦者为肾肝色泛，难治，此为肾
阴涸，尚可急救，绛与紫之分耳，失此不治肾阴涸竭，
即为肾肝色泛矣。

原文

舌色绛而上有粘腻似苔非苔者，中挟秽浊之气，急
加芳香逐之；舌绛欲伸出口而抵齿难骤伸者，痰阻舌
根，有内风也；舌绛而光亮，胃阴亡也，急用甘凉濡润
之品；若舌绛而干燥者，火邪劫营，凉血清火为要。舌
绛而有碎点白黄者。当生疳也；大红点者，热毒乘心
也，用黄连、金汁；其有虽绛而不鲜，干枯而痿者，肾
阴涸也，急以阿胶、鸡子黄、地黄、天冬等救之，缓则
恐涸极而无救也。

各家注释

尤拙吾曰：阳明津涸，舌干口燥者，不足虑也，若
并亡其阳则殆矣，少阴阳虚，汗出而厥者，不足虑也，
若并亡其阴则危矣，是以阳明燥渴，能饮冷者生，不能
饮者死，少阴厥逆，舌不干者生，干者死。

章虚谷曰：挟秽者必加芳香以开降胃中浊气而清营
热矣，痰阻舌根，由内风之逆，则开降中又当加辛凉咸

润以息内风也，脾肾之脉皆连舌本，亦有脾肾气败而舌短不能伸者，其形貌面色亦必枯瘁，多为死证，不独风痰所阻之故也，其舌不鲜，干枯而痿，肾阴将涸，亦为危证，而黄连金汁，并可治痉也。

王士雄曰：光绛而胃阴亡者，炙甘草汤〔五二〕去姜桂，加石斛，以蔗浆易饴糖，干绛而火邪劫营者，晋三犀角地黄汤〔五三〕加元参、花粉、紫草、银花、丹参、连子心、竹叶之类，若尤氏所云，不能饮冷者，乃胃中气液两亡，宜复脉汤原方。

吴锡璜曰：按舌短难骤伸，死证很多，风痰所阻，特间有之耳，余曾诊两人，一绛干颤动而难伸，一舌痿缩湿腻苔布满而难伸，均于诊后一二日死。

汪谢城曰：蔗浆易饴糖，巧妙绝伦，盖温病虽宜甘药，又不可滞中也。

邵仙根曰：舌绛粘腻上浮，暑湿酿蒸痰浊蒙闭心包也，急用芳香逐秽，宣窍涤痰之法，痰多可用西黄天竺黄之属。

原文

其有舌独中心绛干者，此胃热、心营受灼也。当于清胃方中加入清心之品，否则延及于尖，为津干火盛也。舌尖绛独干，此心火上炎，用导赤散〔五四〕泻其腑。

各家注释

章虚谷曰：其干独在舌心舌尖，又有热邪在心兼胃之别，尖独干是心热，其热在气分者必渴，以气热劫津也，热在血分，其津虽耗，其气不热，故口干而不渴也。多饮能消水者为渴，不能多饮，但欲略润者为干。又如血分无热而口干者，是阳气虚不能生化津液，与此大不同也。

王士雄曰：舌心是胃之分野，舌尖乃心之外候，心胃两清，即白虎加生地、黄连、犀角、竹叶、连子心也，津干火盛者，再加西洋参、花粉、梨汁、蔗浆可耳，心火上炎者，导赤散入童溲尤良。

吴坤安曰：如黄苔而中心绛者，心受胃火蒸灼也，于清胃药中加清心药，其势必孤矣。如舌尖独赤起刺，心火上炎之故，故犀角合导赤散以泻之。

陈光淞曰：此条与上节色绛而舌中心干者不同。彼则通体皆绛，中心独干，此则通体不绛，惟独中心绛干耳。彼则邪已入营，为气血两燔之候。故宜石膏、黄连，两清心胃，此则胃热灼心，邪热在胃，重在平胃热，使心营不受胃灼。故于清胃方中加入清心之品，如温病条辨加味清宫汤等可耳。

原文

再舌苔白厚而干燥者，此胃燥气伤也，滋润药中加

甘草，令甘守津还之意；舌白而薄者，外感风寒也，当疏散之；若白干薄者，肺津伤也，加麦冬、花露、芦根汁等轻清之品，为上者上之也；若白苔绛底者，湿遏热伏也，当先泄湿透热，防其就干也，勿忧之，再从里透于外，则变润矣；初病舌就干神不昏者，急加养正透邪之药；若神已昏，此内匮矣，不可救药。

各家注释

章虚谷曰：苔白而厚，本是浊邪，干燥伤津，则浊结不能化，故当先养津，而后降浊也，肺位至高，肺津伤，必用轻清之品，方能达肺，若气味厚重而下走，则反无涉矣，故曰上者上之也，湿遏热伏，必先用辛开苦降以泄其湿，湿开热透，故防舌干，再用苦辛甘凉从里而透于外，则胃气化而津液输布，舌即变润，自能作汗，而热邪亦能随汗而解，若初病舌即干，其津气素竭也，急当养正，略佐透邪，若神已昏，则本元败而正不胜邪，不可救矣。

王士雄曰：有初起而舌干脉滑脘闷者，乃痰阻于中而液不上潮，未可率投补益也。

吴锡璜曰：白苔绛底，或厚黄苔绛底，秋后伏热症多见之，乃营分之热，受膈间湿邪蒙闭也，见此舌，询之无不脘闷，此症滋液则助痰，运湿则益热，用升提则神昏，久服元参，生地，二冬等类则劫中宫之湿，痰气升浮，气道不利，阴雾蔽天，往往气逆眼吊，肢冷神呆而死，温热病虽宜育阴，独于此证则宜慎。

吴坤安曰：此辨风寒与风热治法不同，凡风寒初入太阳，则舌无苔，或生苔白润而薄，此寒邪重津液不亏，辛温汗之可也；如白苔虽薄而燥，或舌边舌尖带红，此风热之邪，伤于气分，病在太阴手经，津液已少，不可过汗，只宜清轻凉解肺分。

原文

又不拘何色，舌上生芒刺者，皆是上焦热极也，当用青布拭冷薄荷水揩之，即去者轻，旋即生者险矣。

各家注释

章虚谷曰：生芒刺者，苔必焦黄或黑。无苔者，舌必深绛。其苔白或淡黄者，胃无火热必无芒刺。或舌尖或两边有小赤瘰，是营热郁结，当开泄气分以通营清热也。上焦热极者，宜凉隔散主之。

王士雄曰：秦皇士云，凡渴不消水，脉滑不数，亦有舌苔生刺者，多是表邪挟食，用保和〔五五〕加竹沥芦菔汁或豉栀加枳实，并效，若以寒凉抑郁，则谵语发狂愈甚，甚则口噤不语矣，有斑疹内伏，连用升提而不出，用消导而斑出神清者，若荤腥油腻，与邪热斑毒纽结不解，唇舌焦裂，口臭牙疳，烦热昏沈，与以寻常消

93

导，病必不解，徒用清里，其热愈甚，设用下夺，其死更速，惟用升麻葛根汤〔五六〕以宣发之，重者非升麻清胃汤〔五七〕不能清里肠胃血分中之膏粱积热，或再加山查槟榔，多有生者，愚谓病从口入，感证夹食为患者不少，秦氏着伤寒大白，于六法外特补消导一门，未为无见，所用芦菔汁，不但能消痰食，即燥火郁闭非此不清，用得其当，大可起死回生，郭云台极言其功，余每与海蛇同用，其功益懋。

原文

舌苔不燥，自觉闷极者，属脾湿盛也；或有伤痕血迹者，必问曾经搔挖否？不可以有血而便为枯证，仍从湿治可也。再有神情清爽，舌胀大不能出口者，此脾湿胃热，郁极化风，而毒延口也，用大黄磨入当用剂内，则舌胀自消矣。

各家注释

何报之曰：凡中宫有痰饮水血者，舌多不燥，不可误认为寒也。

章虚谷曰：三焦升降之气，由脾鼓运，中焦和则上下气顺，脾气弱则湿自内生，湿盛而脾不健运，浊壅不行，自觉闷极，虽有热邪，其内湿盛而舌苔不燥，当先开泄其湿，而后清热，不可投寒凉，以闭其湿也，神情

清爽而舌胀大，故知其邪在脾胃，若神不清，即属心脾两脏之病矣，邪在脾胃者，唇亦必肿也

周澂之曰：此即前舌绛难伸痰阻内风之症，一为缩急，一为胀大，前人有用生蒲黄末涂舌者，大致总不外苦辛开痰降热也。

原文

再舌上白苔粘腻，吐出浊厚涎沫，口必甜昧也，为脾瘅病，乃湿热气聚，与谷气相搏，土有余也，盈满则上泛，当用省头草（唐本作佩兰叶）芳香辛散以逐之则退。若舌上苔如碱者，胃中宿滞挟浊秽郁伏，当急急开泄，否则闭结中焦，不能从膜原达出矣。

各家注释

章虚谷曰：脾瘅而浊泛口甜者，更当视其舌本，如红赤者为热，当辛通苦降以泄浊，如色淡不红，由脾虚不能摄涎而上泛，当健脾以降浊也，苔如碱者，浊结甚，故当急急开泄，恐内闭也。

王士雄曰：浊气上泛者，涎沫厚浊，小溲黄赤，脾虚不摄者，涎沫稀粘，小溲清白，见证迥异，虚证宜温中以摄液，如理中〔五八〕或四君〔五九〕加益智之类可也，何亦以降浊为言乎，疏矣。

吴锡璜曰：脾瘅多由痰涎聚于胸脘，甚者如有物凭

焉，寒热将发，每从痰食结聚处而出，胸脘冷则肢体淅淅恶寒，胸脘温则肢体翕翕发热，是证余曾治之，大概以辛香除秽温运除痰立法。

周澂之曰：温病必察胸脘，如拒按者，即舌绛神昏，亦宜辛苦开泄，不可率投甘润，缘甘寒，清润之药，得大热煎熬，其膏液即化为胶涎结于脘中矣，惟胃燥津伤乃可以甘润养胃，为其胃中本虚也。

陈光淞曰：按自舌苔白厚而干燥者至此，大都辨别白苔之证治，惟不拘何色舌一条，与伤痕血迹一条，不仅指白舌，然语气固连类可及，似不必另分章节也。

原文

若舌无苔而有如烟煤隐隐者，不渴肢寒，知挟阴病；如口渴烦热，平时胃燥舌也，不可攻之，若燥者，甘寒益胃；若润者，甘温扶中。此何故？外露而里无也。

各家注释

章虚谷曰：凡黑苔大有虚实寒热之不同。即黄白之苔，因食酸味其色即黑，尤当问之（王士雄曰：此名染苔，食橄榄能黑，食枇杷白苔能黄之类，皆不可不知也。）其润而不燥，或无苔如烟煤者，正是肾水来乘心火。其阳虚极矣。若黑而燥裂者，火极变水色，如焚木成炭而黑也，虚实不辨，死生反掌耳。（王士雄曰：虚寒证虽见黑苔，其舌色必润，而不紫赤，识此最为秘诀。）

周澂之曰：旧注舌黑有因食酸味，又食橄榄，令舌黑，枇杷令舌黄，不可误以为病也。大黄亦令舌黄，更能令小便黄赤，此等俱宜平时细心察之。

王士雄曰：更有阴虚而黑者，苔不甚燥，口不甚渴，其舌甚赤，或舌心虽黑，无甚苔垢，舌本枯而不甚赤，证虽烦渴便秘，腹无满痛，神不甚昏，俱宜壮水滋阴，不可以为阳虚也，若黑苔望之虽燥而生刺，但渴不多饮，或不渴，其边或有白苔，其舌本淡而润者，亦属假热，治宜温补，其舌心并无黑苔，而舌根有黑苔而燥者，宜下之，乃热在下焦也。若舌本无苔，惟尖黑燥，为心火自焚，不可救药。

陈光淞曰：舌无苔而有如烟煤隐隐者，为黑苔之微，其下有不可攻之语，与下文舌黑而干之下，急以咸苦下之，语意相对。

原文

若舌黑而滑者，水来克火，为阴证，当温之。若见短缩，此肾气竭也，为难治。欲救之，加人参五味子，勉希万一。舌黑而干者，津枯火炽，急急泻南补北。若黑燥而中心厚瘩者，土燥水竭，急以咸苦下之。

各家注释

何报之曰：暑热证夹血，多有中心黑润者，勿误作阴证治之。

章虚谷曰：黑苔而虚寒者，非桂附不可治，佐以调补气血，随宜而施，若黑燥无苔，胃无浊邪。（王士雄曰：非无苔也，但不厚耳。）故当泻南方之火，补北方之水，仲景黄连阿胶汤主之，黑燥而中心厚者，胃浊邪热干结也，宜用硝黄咸苦下之矣。

茅雨人云：凡起病发热胸闷，偏舌黑色而润，外无险恶情状，此胸膈素有伏痰也，不必张皇，止用薤白栝蒌桂枝半夏一剂，黑苔即退，或不用桂枝，即枳壳桔梗亦效。

吴锡璜曰：按舌至黑苔，最为危候，此节辨寒热虚实，具见明晰，再以脉证参之，病无遁情矣，以至危之候，真能辨虚实寒热，多可起死回生，乃今之学西医者，每鄙中医之言寒热虚实为陈羹土饭，呜呼其然乎，岂其然乎。

原文

舌淡红无色者，或干而色不荣者，当是胃津伤，而气无化液也。当用炙甘草汤，不可用寒凉药。

各家注释

何报之曰：红嫩如新生，望之似润，而燥涸殆甚者，为妄行汗下，以致津液竭也。

章虚谷曰：淡红无色，心脾气血素虚也，更加干而色不荣，胃中津气亦亡也，故不可用苦寒药，炙甘草汤养气血以通经脉，其邪自可渐去矣。

吴锡璜曰：邪在气多淡红，邪在血多深红，干而色不荣，不徒津亡，兼伤其血矣，此等候不宜徒诊舌，须兼脉证辨之。

陈光淞曰：按此条证治，系属邪退而气血两亏之候，并凉药不可用，不仅禁苦寒药，故宜用复脉汤不避姜桂之辛温，若邪未净，则温病条辨有加减复脉之法，不宜适用姜桂也。

吴坤安曰：不拘伤寒杂证，主气虚者，其舌苔必娇嫩而薄，或淡红，或微白，皆可投补。若见黄而厚，白而腻，总属内邪未清，不可遽进补药。

达按：此等舌在今日验血结果多为贫血症，叶氏的理论和治疗与西医甚为合拍。恽铁樵氏亦说：失血之后，舌必先变。

原文

若舌白如粉而滑，四边色紫绛者，温疫病初入膜原，未归胃腑，急急透解，莫待传陷而入为险恶之病。

且见此舌者，病必见凶，须要小心。凡斑疹初见，须用纸捻照看胸背两胁，点大而在皮肤之上者为斑；或云头隐隐，或琐碎小粒者为疹。又宜见而又不宜多见，按方书谓斑色红者属胃热，紫者热极，黑者胃烂，然亦必看外证所合，方可断之。

各家注释

章虚谷曰：温疫白苔如积粉之厚，其秽浊重也。舌本紫绛，则邪热为浊所闭，故当急急透解，此五疫中之湿疫，又可主以达原饮，亦须随证加减，不可执也，舌本紫绛，热闭营中，故多成斑疹，斑从肌肉而出，属胃；疹从血络而出，属经，其或斑疹齐现，经胃皆热，然邪由膜乱入胃者多，或兼风热之入于经络，则有疹矣，不见则邪闭，故宜见。多见则邪重，故不宜。但斑疹亦有虚实，虚实不明，举手杀人，故先生辨之如后。

王士雄曰：温热病舌绛而白苔满布者，宜清肃肺胃，更有伏痰内盛，神气昏瞀者，宜开痰为治，黑斑蓝斑，亦有可治者，余治胡季权姚禄皆二案载续编，徐月岩室案附曾大父随笔中。

吴锡璜曰：温疫斑疹，东医名为猩红热，西医以为噜哂噢拉，我国则以热毒郁于血中，当汗不汗，当下不下，火盛不解，酿成是症，病之初起，舌之边缘有强度发赤，中央部及基底部被以带青灰白色，及灰白黄色之苔前兆期多有剧烈之恶寒反复，或一回之战栗，开其端，在小儿每发生全身痉挛，体温升腾于三十九度或四十度，恶心呕吐，心悸亢进，全身倦怠，头痛咽喉亦或痛，甚至咽下困难，此等症，疫咳、假痘小肠坏症盛行时多有之，蓝斑少见，黑斑半出半隐，必兼喉咙极肿，每多溃烂朽腐，内致流血，自内胃肉皮起，流入小肠内皮下入溺管内皮多成死候。

吴坤安曰：凡伤寒初起（指热病）苔形粉白而厚，四边红绛者，此瘟疫症也，邪在募原，其势最雄，顷刻传变，诊家不可轻视，吴又可用达原饮，加引经表药，透之达之，如兼太阳加羌活，阳明加葛根，少阳加柴胡，如舌变黄燥色，乃疫邪入胃，加大黄下之；如变黑色，入里尤深，用承气下之，疫势甚者，其舌一日三变，由白变黄，由黄变黑，当数下之。

陈光淞曰：此专言温疫初起之舌，与湿温白苔绛底为湿遏热伏者不同，透解当从吴又可达原饮诸法。

讨论

舌诊在温热病诊断上占重要地位，既可以辨别病邪之浅深，又可以测知津液之存亡与神经的损伤。叶氏以卫气营血为温热病辨证纲领，而各个阶段的诊断要点，以舌苔的白、黄、红、绛、紫、灰黑为病邪进退主要依据，湿润、干燥、滑腻、秽浊为津液痰涎盛衰的表现，

舌体的胀大、卷缩、歪斜为内风——神经症状。这种
有直观观察经验，殊有其宝贵临床实用价值。兹就叶氏
所论，归纳而综述于下。

一、白苔

按白苔主表，候卫分、气分之邪，疾病初起，大都
先见白苔，但舌苔白薄而润，舌不甚红，恶寒重、发
热轻、口中和、小便清白，是外感风寒之邪，宜用辛
温解表；若舌苔薄白欠润，舌边尖红，初微恶寒，继即
但热不寒，口干，小便黄，是感受温热之邪，应予辛
凉透解。这是寒温分别的关键。继又要辨津液之存亡，
如白干薄者，为表未解而肺津已伤；白厚干燥为胃燥气
伤，前者宜凉散中佐以甘凉生津，后者宜滋润药中加甘
草取甘守津还之意。以后又当辨温热挟杂，如白苔绛底
是湿遏热伏，宜泄湿透热，白苔粘腻是湿热气聚。宜芳
香辛散。王孟英又提出："温热病，舌绛而白苔满布者，
宜肃清肺胃。更有伏痰内盛，神气昏瞀者，宜开痰为
治。"临床上往往白苔满布，把痰一开，热象毕露，毫
厘千里，切宜注意。更有舌苔如碱状，是胃中宿滞挟秽
浊郁伏所致，必须急急开泄，以防闭结中焦，不能外
达。若舌白如粉而滑，舌质四边紫绛，是秽浊壅盛，热
邪被其郁闭，不得透达于外，时疫初入膜原，未归胃
腑，多见此苔，急速透解，以防传陷。吴又可说："有
一种砂苔，舌上白苔，干硬如砂皮，一名水晶苔，乃自

白苔之时，津液干燥，邪虽入胃，不能变黄，宜急下之。"是又疫病中之重者。

总之，辨别白苔，宜注意厚薄润燥。薄为在表，病轻；厚为入里，病重。润泽是津液未伤，干燥是津液受伤，粘腻多挟湿痰，腐垢多兼秽浊，白苔一般不可下，若如砂舌则宜急下。

二、黄苔

按黄苔主里热，候气分之邪，表症渐传入里，舌苔即由白而逐渐转黄，在黄白相兼或微黄不燥，是邪热已入气分，但表邪尚未尽撤，病机犹近于表，仍以轻苦微辛，宣透气分为主。不可乱投苦寒滑泄以伤阳，即使苔色全黄，但不甚厚而滑，是邪结未深，津液未伤，尚可清热辛开，从表透发。如苔黄薄而干，是津液已伤，必先用甘寒轻剂以养肺胃之阴，如舌已转润，再清余热。

苔黄而燥，大渴引饮，是邪入阳明，热炽津伤的表现；如果质地未敛，没有腹满便秘等证候是胃热而不是胃实，宜清不宜下，只须辛寒清热如白虎汤；如果苔色老黄，黄燥而生黑刺，或中有裂断纹，证见腹满硬痛，便秘、或热结旁流，是为邪热已结聚在腑，则须苦寒攻下，以泄热救阴。

此外，若见黄腻或黄浊的舌苔，但光滑而并不干燥，多属无形湿热，虽有脘痛、痞胀、慎不可乱投苦泄攻下，仍宜从开泄为治。轻则杏、蔻、橘、桔，重则枳实、连、夏均可用之。

总之，黄苔主里，多属实属热，黄而带白，表邪未尽，干燥为邪热伤津，黄厚坚敛为腑气已实，黄而腻浊，为湿热熏蒸，但须分辨有地无地。

三、红舌

按红为舌之常色，但必全舌红活不深不浅方是常态，凡较正常红色深一些的，就是热性病的症候，舌尖红起刺，是心火上炎。须清凉泻火。若淡红无色，或干而色不荣者，是心脾气血亏虚，而胃阴已伤，气不化液之候，用药不可过于寒凉，当用炙甘草汤。红色虽然是由气分渐入营分，假使四边色红，仅有中心干燥见黄苔或白苔，是上焦气分无形邪热，灼伤津液，切忌早用滋腻血药，当用凉膈散。

总之，凡属热证均可见到红舌，邪在气分则色红不深，邪入营分，舌多深红，即所谓绛舌也。

四、绛舌

按绛为深红色，邪热传营，舌色必绛，色绛而不干燥，舌面尚有黄苔或白苔，是津液未耗，而气分热邪，却有侵袭营分的趋势，治宜宣气透营，仍从气分而解，不能单纯用凉血的药。因为血药大都阴柔滋腻，用之不当，反使邪气遏伏，不能外透，必待红绛毕露，舌苔尽化，病邪尽入营血，才可放手进服血药。舌绛上有粘腻似苔非苔，此营分有热，中挟秽浊之气，宜清泄营热，合芳香逐秽，方为得当。舌纯绛鲜泽，舌苔尽化，为邪热已入营分，治宜清营凉血，如包络受病，而致神昏谵语，当清心开窍。舌绛望之若干，扪之有津，此湿热熏蒸，浊痰将蒙蔽心包，急当化痰泄浊，清心开窍。若色绛而舌中心干燥，属心胃火燔，劫烁津液，宜清营救液合用，以清营热而救胃液。舌绛而光亮如镜是心营被灼，胃阴亦亡，须急用甘凉濡润之品，大剂频服，如色转红活尚可得救，板滞者则每多不治。舌绛不鲜，干枯而萎，为肾阴将竭，势属危证，急宜滋阴养液，缓则恐肾阴涸极无法挽救。舌绛欲伸出口而抵齿难骤伸者，痰阻舌根，有内风之逆，则开降中又当加辛凉咸润以息内风。

总之，绛舌为深入营血之证，以有苔无苔和舌的润燥，作为辨证的准则，如绛而鲜泽或绛而干燥，病虽危重，犹可治疗，如绛而枯萎，则为肾阴枯竭，多难治疗。

五、紫舌

按紫色较绛色更深一层，凡舌色由绛变紫是热毒更炽之象。舌紫干枯而暗晦，是肝肾色泛难治。如其人素有瘀伤宿血在胸膈中，一遇热传营血，舌色必紫而瘀暗，扪之滑润，或胸胁腹部有刺痛感，治当清热散瘀。可在清营凉血之中，加入活血化瘀之品，如琥珀、丹参、桃仁、丹皮等；不然瘀血与热相结，即可导致如狂发狂等变证。紫而肿大者，乃酒毒冲心。

总之，舌色由绛而紫，多属热极之证，临床时尤必须辨其颜色鲜晦，以及有神无神，若淡紫而带青滑，又无其他热象，则多属虚寒之证。

六、黑苔

按黑苔有寒热虚实的不同，一般由黄苔转变而来，黑是津枯火炽，急急泻火补水；若苔色黑而焦枯、燥裂、起刺，舌质干涩、苍老，是大热大毒证候；如果属于腑实，腹硬痛，脉沉数有力，宜备下存阴，但由于津伤液燥，必须与增液养阴之剂同用。假若邪热尚未内结成实，可用大剂清热为治。

温邪深入下焦而致津液枯竭，舌苔也会焦黑，甚则干枯，但脉象虚数或细数，胸腹无胀满的感觉，是真阴衰竭，水不制火，急用咸寒壮水之剂，缓则恐液涸不救。

若起病即遍舌色黑而润，证见发热胸闷，渴喜热饮，外无其他险恶症状，是胸膈素有伏痰，于凉散中佐以辛温或辛凉开泄之品，伏痰一化，黑苔自退。

更有湿温后期，舌苔常见黑色，但由于邪毒深入营分，灼伤阴络而大量下血，阴伤及气，以致亡阳虚脱。此时，舌质虽突然转变为淡白无华，而苔色还未及转化者，又当舍去苔色，而根据舌质和其他见证，先用独参汤益气固脱，却不可拘泥于黑苔，再恣意寒凉。

寒实证的黑苔，颜色虽黑而不浓，或黑中带灰滑而润，舌质也不红赤，还有脉微、肢冷、便溏、不渴等证，治宜温经回阳，佐以调补气血。

总之，黑苔虽有寒热虚实之不同，但在温病中毕竟实热多而虚寒少，如由黄苔转黑或黑而燥刺，均为温病大热伤津之证；如属燥实太过，灼伤阴液，宜急下存阴；如液亏太甚，里无燥实，则用大剂滋阴，阴复则热自退。

以上为舌质、舌苔之诊断，其他如不拘何色，舌生芒刺，是上焦热极。舌黑而滑，若见短缩，为肾气竭。舌胀大不能出口，是脾湿胃热，郁极化风，是又舌本之变态。

再按：舌苔的改变，与消化系统关系最为密切，人患病时肠胃消化不良，影响味觉神经迟钝，胃中秽浊之气薰蒸，依疾病之情况，而产生种种苔色。温邪初感，舌表现为淡红色，苔薄白，由表入里，舌苔转黄，病逐渐加重。至毒血证或败血症出现，舌由红而绛而紫蓝，苔渐成黄灰或黑，也就是循环系统受到损害。在病情严重时，饮水量减少，腺体分泌减低，舌干裂发炎，舌苔厚积，也就是所谓津液亏耗。至舌卷曲强直，言语不清，其原因是唾液减少，血循环障碍，中枢神经受累，为全身病变较重在舌上的反应。由此可见舌诊在临床上的重要意义，但舌诊不是孤立的，必须与脉候及全身症状体征联系起来全面考虑，才能得出正确的结论。所以陆定圃说："淡白苔亦有热症，黄厚满苔亦有寒症，舌绛无苔亦有痰症，当以脉证便溺参看。"的是确论。

第九章　论斑疹

原文

然而春夏之间，湿病俱发疹为甚，且其色要辨，如淡红色，四肢清，口不甚渴，脉不洪数，非虚斑即明斑。或胸微见数点，闻赤足冷，或下利清谷，此阴盛格阳于上而见，当温之。

各家注释

章虚谷曰：此专论斑疹，不独温疫而有，且有虚实之迥别也。然火不郁不成斑疹。若虚火力弱而色淡，四肢清者，微冷也，口不甚渴，脉不洪数，其非实火可征矣，故曰虚斑。若面赤足冷，下利清谷，此阴寒盛格拒其阳于外，内真寒，外假热，郁而成斑，故直名为阴斑也。须附桂引火归元，误投凉药即死；实火误补，亦死。最当详辨也。

吴锡璜曰：阴症发斑，状如蚊迹，多出胸背手足间，但稀少而淡红，身虽热而安静，以其人元气素弱，心肾有亏，当补不补，则阴凝不解，或服凉药太过，以致变成阴症，寒郁于下，逼其无根失守之火，聚于胸中，薰灼脾胃，传于皮肤而发斑点，此症宜温补托邪，西医不识也，尝考西医全书云，亦有寻常症于行病之后，忽见谌危者，其脉极弱，疹已回散，身冷愈数时即死者，此即叶氏所谓阴斑也，又云周身肿胀，腹积水成臌症者，其小便短少色黑，内有瘀血，尿浊重而多蛋白，呕泻齐至，头痛困倦无神，身热时轻时重，脉迟而散乱，此为出疹臌症，抑又死症也，其所以然之故，不尽由内肾坏所致亦因肺与小肠有病而然，又有尿清白而极少或数日无小便者，此则内肾伏毒必觉眼蒙昏迷不醒，与抽筋，随则因脑流血而毙，或肺肿胀而绝，或精力耗尽而死，此二症热本不甚，以其元气素弱，不能送毒出外，致成种种危候，所云久病之亏，穷必及肾，亦即阴症之发斑类耳，故治此证误凉误补，均有大害，全在医者心有灵犀当机立断，乃能起死回生。余尝治一王姓，疹后疹未全收，身微热，面色无华，喉中痰声漉漉，脉象虚弱，医者犹用清热通套之品，余独排众议，投以王清任可保立苏汤〔六〇〕而热退痰收，呜呼医岂易言哉，方见医林改错。

陈光淞曰：按章氏实火误补亦死之语，足补此篇之阙，盖毒火夹浊秽郁伏之证，欲透不透，往往胸见微点，面赤足冷，但大便必结，或协热自利，臭秽腥浊，斯时须下其秽浊。秽浊得下，毒火自透，斑疹自出，若用温补，未有不闭郁喘闷而死者。医者不明，反以为陷，岂知陷与闭不同。陷者正虚邪毒内陷，其人必神志

衰微，语言默默；闭因邪火郁伏，重重锢蔽，其人必妄
语烦躁，气粗郁闷，故此证之辨，在下利清谷四字，而
清谷非完谷不化之谓，要须澄彻清冷耳。否则虽见诸
证，不得便作阴盛格阳治也。

讨论

本节专论斑疹，斑疹之发，多由热郁于肺胃，营血
热炽，透于肌表，从肌肉出者为斑，点大成片，平摊于
皮肤之上，斑斑如锦纹，视之有形，扪之不队手；从血
络出者为疹，其头隐隐，或见琐碎小粒，形如粟米，高
出皮肤之上，抚之触手。在出现部位上以胸腹为多。斑
疹有轻重之不同，发斑偏于胃而近于里；发疹偏于肺而
近于表。因此在治疗上，前人经验有："斑宜清血，勿
宜提透；疹宜透泄，勿宜补气"。因为，斑和疹虽然都
属营分之热，而疹则尚介于营气之间，故须清营之中，
还须参以清气，斑则由营分兼血分，故于清营之中，必
须参以凉血。如果斑疹齐见，治以化斑为主，而凉营清
气之品，仍不可少。但斑疹欲透之时，切不可早用凉
泻，否则使邪热遏伏，不能外透，必致变症丛生，则更
不可用升提壅补之品，造成吐、衄、厥逆、昏迷、狂乱
等坏症。西医以为斑疹是热性病毛细血管中毒充血的现
象，中毒充血较轻呈散在性的叫疹；中毒较深，融合成
一片的叫斑。有很多热性病都可发斑发疹，最常见的如

麻疹、猩红热、斑疹伤寒……之类。此外，斑疹不独见于热性病，如血液病出血之紫癜症，和肝硬化、肾脏炎晚期所见出血点，所以叶氏又有虚斑、阴斑的提出，其治法又不同于温热病矣。

原文

若斑色紫而小点者，心包热也；点大而紫，胃中热也。黑斑而光亮者，热胜毒盛，虽属不治，若其人气血充者，或依法治之，尚可救。若黑而晦者必死；若黑而隐隐四边赤色，火郁内伏，大用清凉透发，间有转红成可救者；若夹斑带疹，皆是邪之不一，各随其部而泄。然斑属血者恒多；疹属气者不少。斑疹皆是邪气外露之象，发出宜神情清爽，为外解里和之意；如斑疹出而昏者，正不胜邪，内陷为患，或胃津内涸之故。

各家注释

章虚谷曰：此论实火之斑疹也。点小即是从血络而出之疹，故热在心包。点大从肌肉而出为斑，故热在胃。黑而光亮者，元气犹充，故或可救。黑暗则元气败必死矣。四旁赤色，其气血尚活，故可透发也。斑疹夹杂，经胃之热，各随其部而外泄。热邪入胃，本属气分，见斑则邪属于血者多矣。疹从血络而出，本属血分，然邪由气而闭其血，方成疹也。必当两清气血以为治也。既出而反神昏，则正不胜邪而死矣。

吴锡璜曰：斑疹病毒，西医以为在血液泪液鼻喉头及气管支分泌物，迨疹之既发，串连成片，周身红紫，舌苔黄厚，色红起泡，日间心神慌乱，夜里常谵语，以实证论，实不无在气在血之分，惟察其皮肉积血颇多，故治法尤以清血为要，此等证常随疫咳假痘小肠炎而发生，或来热度之升腾，或见心脏之衰弱，或显呈脑障害之症状，常由热度过高兼心脑两症状而死，间有尿中含多量蛋白质，起肾脏圆柱及血液之排泄，尿量减少，体温升腾，则又有内肾炎之发生，于此先则乏尿，后则发尿毒症而毙命，盖温热中之斑疹，其关系有如此者。

宋佑南曰：（胃津内涸之候）昏而声音洪厉，力气尚强，舌干黑无苔，用大剂滋养，鸡子黄、生地黄、阿胶之类，或可救之。苔黑而中心燥者，救阴中加咸苦下之，亦可救之。

陈光淞曰：内陷为患与胃津内涸，此处未出治法。章虚谷谓既出而神昏，则正不胜邪而死，按第一节若斑出热不解者一条，有主以甘寒及甘寒之中加入咸寒之法，如温病条辨三甲复脉〔六一〕、大定风珠等法。

讨论

本节论斑疹之色泽，斑疹以红为正色，红而活润为佳，红色不深为热毒轻浅；若色艳如胭脂或紫赤类鸡冠花而艳者，乃热毒炽盛；色黑为险重之候，叶氏以黑而光亮者尚可救，黑而晦者必死。余师愚则以斑疹的松浮和紧束为凭，他说："余断生死，则又不在斑之大小紫黑，总以其形之松浮紧束为凭耳，如斑一出，松活浮于表面，红如朱点纸，黑如墨涂肤，此毒之松活外见者，虽紫黑成片可生，一出虽小如粟，紧束有根，如履透针，如矢贯的，此毒之有根锢结者，纵不紫黑亦死"。足为叶论之补充。再斑疹出而不齐，疏密不匀，或甫出即隐，神志昏糊，此正不胜邪，邪从内陷之危症。但有斑疹出而热不退，伴有谵语，苔黄而燥，脉数而实，大便秘者，乃里结邪实之症，又与内陷不同。又本节所论是指麻疹与猩红热，此二证最易继发肾脏炎，故吴氏锡璜又从肾炎与尿毒症方面加以补充解释。

再以上二节与前逆传入营一节论述斑疹，除虚斑阴斑属于内科病、血液病，另行讨论外。温热病发斑发疹多有之，以麻疹、猩红热为最常见。先君子温病讲义有斑疹辨证一章，摘录于左。

一、辨斑疹之病由及名称。内经云：少阴所至为疡疹，夫少阴所至者，言君火有余，热令大行，戊子之岁也。在人则心主之，心火太过，则制己所胜，而烧燥肺金。盖肺主皮毛，故红点如蚤迹之状，见于皮肤之间，心火侮而乘之之色也。名曰瘾疹，或伤寒温热病，而发斑如锦纹者，名曰发斑。如温病下之太早，热气乘虚入胃，或下之太迟，热气郁积胃中，皆热毒之所致也。或医者误用热药过多，胃气热甚，及内伤热病，虚火燔灼于肺胃之间，皆能发斑也。是故发赤斑者半生半死，发黑斑者九死一生。

二、辨斑疹之形状：斑，有色点而无头粒者是也；疹，浮小有头粒者随出随收，收而又出是也。

三、辨斑疹之病证：斑疹之病，其为证各异，疮发焮肿于外者，属少阳三焦相火也，谓之斑。小红靥，行皮肤之中不出者，属少阴君火也。谓之疹。

四、辨斑疹发见部分之吉凶：凡斑疹赤色，身暖，自胸腹散四肢者吉。黑色、身凉自四肢入腹者死。

五、辨斑疹发见形色之吉凶：斑者有触目之色，而无碍手之质，即稠如锦纹，稀如蚊迹之象也。或布于胸腹，或见于四肢，总以鲜红起发者为吉，紫成片者为重，色黑者为凶，色青者为不治。殆伤寒温疫诸证失于宣解，邪蕴于胃腑，而走入营中，每有是患，治法大抵由失表而致者当求之汗，失下而致者必取乎攻，火甚清之，毒甚化之，营气不足者助其虚而和之托之。又如春从风温、夏从暑风、秋从燥气、冬从风寒，随时令之胜复，致以辛胜辛凉及甘寒苦寒咸寒淡渗等法。至于阴斑一证，见象甚微，若必指定些些之斑点为阴，恐不能无误，必参之脉象及兼证方妥。疹者，其头粒无粟象。曰痧、曰瘄，皆疹之通称也。色亦以鲜红者吉，赤血热也重，紫血热甚也尤重，黑血败也凶。须知出要周匀，没宜徐缓，不外太阴阳明之患，故缪氏仲醇专以肺胃论为精也。

一、辨各种斑疹之特征

（一）猩红热：我国俗名红斑痧，传染最烈，其疹如帽针头大，初为鲜红色，以后变为红色，从周围高起，增大极速，所以初出时，疹与疹之间皮肤健康无恙，后则为广泛性红色。发疹部位，先在锁骨下面与颈项上，一日之间，蔓延于面部头部躯干臂膊及大腿，其特征为颊部虽现潮红，口之周围有苍白色纹，关节处疹最显露，用指划皮肤，则留一白条，发疹利害时，并且痒痛。有发疹部生透明小水疱（粟粒性猩红热），水疱增大（天痘状猩红热），或发生点状斑状出血（出血性猩红热），或呈斑纹形（斑纹性猩红热），或皮肤潮红，随时消散，（奔窜性猩红热），或不发疹（无疹性猩红热），此因发疹之不周，而又细分为上列六种，综括猩红热之特征有四：第一，病势猛烈，热度最高，频频呕吐。第二，喉咙红肿颈项亦肿。第三，发猩红色疹子。第四，像复盆子舌头。

（二）麻疹：麻疹发时多咳嗽，多嚏，外眶眼中如泪，疹子先发于面部，疹与疹间虽有健康皮肤，但以指触之即觉有小结节，口唇周围无苍白色纹，发热后二日第一臼齿对侧或下唇深部出现蓝白色科氏斑。

（三）风疹：风疹全身症状甚轻，无口腔炎，疹小遍满面部，口唇周围无苍白色。

（四）丹毒：春秋之季，丹毒易于流行，发丹毒时，邻近淋巴管须肿大，而且局部皮肤发红热。

何拯华治疗风温时瘄案（全国名医验案类编）

病者：俞四姑，年六岁，住绍兴昌安门外瓦窑头。

病名：风温时瘄。

原因：暮春暴热，肺感温风而发。

症候：头痛身热，恶风自汗，继即头面项下均见红疹隐隐，咳嗽气逆，神烦少寐。

诊断：脉右浮滑数，左浮弦，舌边尖红，苔薄白，此叶天士所谓，温邪上受，首先犯肺，热入孙络，而成疹也。

疗法：从上焦治，以薄荷、蝉衣、牛蒡、连翘、辛凉散风为君，桑叶、银花、蒌皮、箬叶轻清透疹为臣，佐以前胡，使以桔梗，开降疏达以宣畅肺气也。

处方：苏薄荷八分　净蝉衣七分　炒牛蒡钱半　青连翘钱半　前胡一钱　济银花一钱　栝蒌皮一钱　冬桑叶钱半　青箬叶三钱　桔梗六分

效果：二日，疹虽透足，而咳甚气急，口于引饮。原方去薄荷、蝉衣、桔梗、加生石膏四钱知母二钱、甜梨皮三钱、枇杷叶五钱。连进二剂，至第五日，热退身凉，气平咳减。前方再去石膏、牛蒡、前胡、加川贝二钱、鲜石斛二钱，蔗浆二瓢。连服三日，咳止胃动而痊。

何廉臣按：小儿风温发疹，四时皆有，而以春冬二季为最多，其病从传染而来，吾绍谓之时瘩，又称麻疹。苏州谓之疹子，又名痧子。暇时徧查字典，并无瘩字，辞源谓痧为麻疹之俗称。余谓瘩亦麻疹之俗名，名称因地方而异，方药以因症而殊，同一时瘩，当按四时法治，春时用春温法，夏时用暑风法，秋时用秋燥法，冬时用冬温法。初起用辛凉开透法，液燥者佐甘寒，如鲜生地、鲜茅根之类。挟湿者佐淡渗，如生苡仁、浙茯苓之类，火盛者佐咸寒，如犀角、羚角、金汁之类。至于俗传单方，如棉丝钱，樱桃核，铜板草纸等，最为大忌。奉劝病家，切勿以最怜爱之婴孩，断送生命于有百害无一利之土方也。此案风温时瘩，理当用春温法治，方亦轻清灵稳，从叶法脱化而出。惟牛蒡子为透发瘩疹之要药，若初起作呕者，用之呕更甚。然经谓：在上者，因而越之。风痰呕出，瘩反出透，亦不必怕，若怕其呕，加白蔻仁三四分，即不呕。大便泻者，儿科方书皆禁用，以牛蒡子多油，善能作泻也。然瘩将出而作泻者，不药可愈，亦不必禁。若瘩后水泻，用甘寒复以淡渗，加银花炭最妙。慎勿用温热提补，如理中汤等，误用反危，往往咳血、便血，不可救药矣。

钱赤枫治疗夏热疫点案（全国名医验案类编）

病者：沈伯阳子，年未周岁，住东台罗村。

病名：夏热疫点，俗名痧子，亦名疹子，又名麻子，又俗名痧斑。

原因：五月间发有疫点，解托未透，时瘄时现，前医叠治，依然如故。

症候：遍身疫点，红而夹紫，右目焮肿，身热如灼，神烦喘喝，乳汁不进，大便秘结。

诊断：疫点系六淫之气，混淆不分，变为一种厉疫，发是点者，沿门传染，若役使然。经云：丑未之岁，二之气，温厉大行，远近咸若。又云：少阳司天，客胜则丹疹外发。又云：少阴有余，病皮痹隐疹。此儿疫点初见，由前医误用燥烈温散，津被热劫，络邪未解，肺胃反受其害，所以疹点红而夹紫，症变危笃。此时非大队辛凉苦甘咸寒，急清肺胃之热，断不能化疫毒于无形，起沉疴于片响也。

疗法：立进自制瘟疫复生汤，盖疫点久延，枭毒已甚，故用石膏、知母、黄芩、芦根，直入肺胃二经，使其敷布于各脏各腑，清其疫热，再以犀角、羚羊、黄连、丹皮、山栀，清心肝之疫火；蒌皮、蒌根、贝母、竹茹，清肌络之热；元参、麦冬，既能清热又能救阴；单以一味人中黄，解其疫毒，使之从浊道而出，共成解疫清热之功。彼时有议其人小药重，请减分两。愚曰：

杯水车薪，焉能济事，遂令急煮两头煎，陆续用茶匙灌之。

处方：生石膏八钱　黄芩钱半　犀角四分，磨服　羚羊角四分，磨服　小川连五分　粉丹皮三钱　生山栀三钱　连心麦冬三钱　瓜蒌皮根各三钱　元参三钱　人中黄三钱　川贝母三钱　竹叶三十片　竹茹钱半　芦根一两（同石膏煎代水）

效果：服前方一剂便通，点色转红，目肿微消。二帖神安，知吮乳，点渐回靥；去犀角、羚羊，加连翘、银花各三钱。接服二帖，去黄连，加赤芍二钱。前后计进石膏八帖，后以此儿祖父禁止用石膏，并止服药，疫毒未消，臑部发痈，溃后服药，调理而愈。

何廉臣按：此即余师愚所谓疫疹，王孟英所谓瘄疫也，方亦从清瘟败毒饮〔六二〕加减，却是对症发药。如病势极重，已成闷瘄者，必先用紫雪，辛凉芳透，始能转危为安。去年冬及今年春，吾绍此症盛行，能用此种方药者，辄多幸全。若初起误服俗传粗草纸，樱桃核，棉纱钱等单方者，每不及救。

丁甘仁治疗温毒喉痧案（全国名医验案类编）

病者：夏君，年二十余，扬州人，住上海陈大弄。

病名：温毒喉痧。

原因：患时疫喉痧五天，疹痧虽已密布，独头面鼻

120

部俱无，俗云白鼻痧，最为凶险。曾经服过疏解药数帖，病势转重。

症候：壮热如焚，烦躁谵语，起坐狂妄，如见鬼状（病家以为有祟为患），咽喉内外关均已腐烂，滴水难咽，唇焦齿躁。

诊断：脉实大而数，舌深红，余曰：此疫邪化火，胃热熏蒸心包，逼乱神明，非鬼祟也。

疗法：头面鼻部，痧虽不显，然非但用升葛等升散可治，急投犀角地黄汤解血毒以清营，白虎汤泄胃热以生津，二方为君，佐以硝黄之咸苦达下，釜底抽薪。

处方：黑犀角六分，磨冲　鲜生地一两　赤芍二钱　丹皮二钱　风化硝三钱，分冲　生石膏一两，研细　白知母四钱　生甘草六分　生锦纹四钱

效果：服后，过数时得大便，即能安睡。次日去硝黄，照原方加金汁，竹油，珠黄散〔六三〕，服数剂，即热退神清，咽喉腐烂亦去，不数日而神爽矣。

何廉臣按：同一喉痧，有时喉痧，疫喉痧之别。无传染性者为时喉痧，因于风温者最多，暑风及秋燥亦兼有之，其症喉虽红肿且痛，而不腐烂，痧虽发而不兼痧。有传染性者为疫喉痧，因于风毒者多，因于温毒者亦不鲜，其症喉关腐烂，而不甚痛，一起即痧痧并发，痧则成片，痧则成粒，丁君自制解肌透痧汤，为治风毒喉痧之正方，凉营清气汤，为治温毒喉痧之主方，各有

攸宜，慎毋混用。若不辨而误用，无不起剧烈之反应，而其寿立倾，临症之时，必先注意而慎重之。

达按：麻疹、猩红热均能传染，风疹则不传染。

丁甘仁治疗烂喉痧病案（全国名甚验案类编）

病者：王君，年二十岁，本丹阳人，客居沪上。

病名：烂喉痧痧。

原因：新婚之后，阴液早伤，适因喉疫盛行，遂传染而甚重。

症候：痧痧虽布，壮热不退，烦躁不寐，汤饮难咽。

诊断：延余诊治，病已七天，切脉弦洪而数，舌鲜红起刺。余曰：此温疫之邪，化火入营，劫津伤阴，内风欲动，势将痰涌气喘，危在旦夕间矣。

疗法：急投犀角地黄汤，清营解毒为君，竹叶石膏汤，清气达邪为臣，佐以金汁珠黄散，清喉制腐，使以竹沥，清润涤痰。

处方：磨犀粉五分　赤芍二钱　青竹叶三十片　金银花三钱　鲜生地八钱　丹皮二钱　生石膏八钱，研细　青连翘三钱　金汁二两，分冲　淡竹沥一两，分冲　珠黄散（珠黄、琥珀各七分　西黄五分　西瓜霜一钱），药汤调下。

先用活水芦笋二两，同生石膏煎汤代水。

效果：叠进二剂，诸症大减，调理数日而痊。

何廉臣按：丁君案后自注云，行道数十年，诊治烂喉痧痧，不下万余人，方不外汗清下三法。其汗法约有四方：一为解肌透痧汤，荆芥穗钱半　净蝉衣八分　嫩射干一钱　生甘草五分　粉葛根二钱　炒牛蒡二钱　轻马勃八分　苦桔梗一钱　前胡钱半　连翘壳二钱　炙僵蚕三钱　淡豆豉三钱　鲜竹茹二钱　紫背浮萍三钱，如呕恶甚，舌白腻，加玉枢丹四分〔六四〕冲服。专治痧麻初起，恶寒发热，咽喉肿痛，妨碍咽饮，遍体痠痛，烦闷泛恶等症（痧麻见咳嗽为轻，无咳嗽为重）。二为加减麻杏甘膏汤，净麻黄四分　生石膏四钱　象贝母三钱　鲜竹叶三十张　光杏仁三钱　射干八分　炙僵蚕三钱　白萝卜汁一两　生甘草六分　连翘壳二钱　薄荷叶一钱　京元参钱半。专治痧麻不透，憎寒发热，咽喉肿痛，或内关白腐，或咳嗽气逆之重症。三为加减升麻葛根汤，川升麻五分　生甘草五分　连翘壳二钱　炙僵蚕三钱　粉葛根钱半　苦桔梗一钱　金银花三钱　鲜荷叶一角　薄荷叶八分　京赤芍二钱　净蝉衣八分　萝卜缨三钱。专治痧麻虽布，而头面鼻独无，身热泄泻，咽痛不腐之症。四为败毒汤，荆芥穗钱半　薄荷叶一钱　连翘壳三钱　生蒲黄三钱　生石膏四钱　炒牛蒡二钱　象贝令三钱　益母草三钱　生甘草六分　京赤芍三钱　炙僵蚕三钱　板蓝根钱半。如大便泄泻，去牛蒡、石膏，加葛根、黄芩、黄连。专治痧疹未曾透足，项颈结成痧毒，肿硬疼痛，身热无汗之症。其清法亦有四：一为加减黑膏汤，淡豆豉三钱　薄荷叶八分　连翘壳三钱　炙僵蚕三钱　鲜生地四钱　生石膏四钱　京赤芍二钱　净蝉衣八分　鲜石斛四钱　生甘草六分　象贝母三钱　浮萍草三钱　鲜竹叶三十张　茅芦根各一两，专治疫邪不达，消灼阴液，痧麻布而不透，发热无汗，咽喉肿红，燉痛白腐，口渴烦躁，舌红绛起刺，或舌黑糙无津之重症。二为凉营清气汤，犀角尖五分，磨冲　鲜石斛八钱　黑山栀二钱　牡丹皮二钱　鲜生地八钱　薄荷叶八分　川雅连五分　京赤芍二钱　京元参三钱　生石膏八钱　生甘草八分　连翘壳三钱　鲜竹叶三十张　茅芦根各一两　金汁一两冲服。如痰多加竹沥一两，冲服　珠黄散每日服二分，专治痧麻虽布，壮热烦躁，渴欲冷饮，甚则谵语妄言，咽喉肿痛腐烂，脉洪数，舌红绛，或黑糙无津之重症。三为加减滋阴清肺汤，鲜生地六钱　细木通八分　薄荷叶八分　金银花三钱　京元参三钱　川雅连五分　冬桑叶三十张　连翘壳三钱　鲜石斛四钱　甘中黄八分　川贝母三钱　鲜竹叶三十张　活芦根一两，去节。如便闭，加生川军三钱，开水泡，绞汁冲服。专治疫喉白喉，内外腐烂，身热苔黄，或舌质红绛，不可发表之症。四为加减竹叶石膏汤，青竹叶三十张　桑叶皮各钱半　金银花三钱　鲜苇茎一两，去节　生石膏六钱　光杏仁三钱　连翘壳三钱　白萝卜汁一两　生甘草六分　象贝母三钱　冬瓜子四钱　专治痧麻之后有汗，身热不退，口干欲饮，或咽痛蒂坠，咳嗽痰多等症。其下法亦有四，或单用生川军汁苦寒直泻；或并用硝黄，咸苦达下；或兼用凉膈散，发表攻里，肃清三焦之邪热，或重用陈金汁，以浊泄浊，且有防腐止烂之效能，究其来历，大都从陈氏疫痧草，夏氏疫喉浅说，曹氏喉痧正的三书脱化而出，已扼喉痧症治之大要矣。

达按：上录四案前二案为麻疹，麻疹分顺症、逆症、险症，第一案轻灵通透为治麻疹顺症之法；第二案症险药重，有胆有识。后二案丁甘仁之治喉痧，即现在所谓猩红热，何廉臣氏按语解说详明，治疗方法完备，可资参考。

董晓初治疗麻疹并发哮喘性肺炎案（天津传染病医院病例）

病者：张丹，女性，一岁半，住院号三七一六一。

患者于一九六二年六月九日住院，高热五天，有咳嗽，流涕，腹泻稀便，日五至六次，无脓血，呼吸喘促与疹出急回一天，望之急性病容，呼吸急促，面色苍白，躯干下肢曾稍出皮疹而急回，两目尚有神，舌质红，薄糙苔，脉滑数有力。

查体：形体消瘦，急性病容，喘促不宁，肋骨有串珠状畸形，两肺满布中小湿鸣与干性哮鸣音，无叩浊或管状音，肝在肋下2.5厘米。

化验：白血球9000，中性60%，淋巴40%。

辨证：疹毒内陷，犯肺而喘促不利。

论治：急拟透疹清热之法治之。

方用：升麻、葛根、淡豆豉、焦山豉、连翘、白前、鲜芦根。同时外用芫荽加黄酒外搽。第二天有红色皮疹散在出现，喘息尚存在，第三天体温降至正常，喘息减轻，第四天喘止。以后用清肺胃热之法治之。住院十一天痊愈出院。

西药：从开始用青霉素十一天，链霉素四天，从第二天用考地松二天，红霉素静脉滴入二次。

董晓初治疗麻疹肺炎病案（天津传染病医院病例）

病者：马福山，男性，两岁半，住院号三六七三〇。

患者于一九六二年五月六日住院，发热、咳嗽、眼红流涕已六天，出疹三天，全身皮疹鲜红整齐，于三天来有咳嗽加重，呼吸急促，食欲较差，大便正常，小便黄赤，望之两目有神，神情正常，仅呼吸较快，全身红色斑疹鲜活，脉滑数，舌质淡红，薄白苔，体温38℃。查体：两肺散在干性及少量湿性啰音。

辨证：疹毒已是外达，然疹毒炽盛，内犯肺胃。

论治：拟清肺热，宣肺透疹治之。

方用：淡豆豉、蝉衣、薄荷、白前、前胡、光杏、连翘、鲜芦根、棉纱线、羚羊粉。

　　服二付而热退，疹色变淡，以后原方去羚羊粉、淡豆豉、蝉衣、薄荷、棉纱线治之，肺部呼吸音渐渐正常，共十二天出院（未用西药）。

　　达按：以上两案，系天津市董晓初老中医与西医脱产学习中医边天羽医师在传染病院治疗麻疹并发肺炎，一兼用西药，一未用西药，俱全愈出院。至第二案所用棉纱钱，系民间传说，已为何廉臣氏所驳斥，究其效用如何，有待证实。

第十章　论白痦

原文

再有一种白痦，小粒如水晶色者，此湿热伤肺，邪虽出而气液枯也，必得甘药补之。或未至久延，伤及气液，乃湿郁卫分，汗出不彻之故，当理气分之邪。或白如枯骨者多凶，为气液竭也。

各家注释

王士雄曰：湿热之邪，郁于气分，失于轻清开泄，幸不传及他经，而从卫分发白痦者，治当清其气分之余邪，邪若久郁，虽化白痦，而气液随之以泄，故宜甘濡以补之，苟色白如枯骨者，虽补以甘药，亦恐不及也。

杨素园曰：湿热素盛者，多见此证，然在温病中为轻证，不见有他患，其白如枯骨者，未经阅历，不敢臆断。

汪谢城曰：白痦前人未尝细论，此条之功不小，白如枯骨者，余曾见之，非惟不能救，并不及救，故俗医一见白痦，辄以危言恐吓病家，其实白如水晶色者，绝无紧要，吾见甚多，然不知甘濡之法，反投苦燥温升，则不枯者亦枯矣。

吴锡璜曰：白如枯骨必兼发喘，此死症也，余监证时曾见之。

陈光淞曰：此湿温流连气分日久，失于开泄，始发此种白㾦，所以为邪虽出而气液枯，必得甘平清肺养阴之药，如沙参、麦冬、生地等类，不可误用甘温也（湿郁卫分评出不彻之白㾦）此为湿热病中之轻症，治以芦根，滑石之流可也。（枯白如骨之白㾦），多见于误治日久监危之际。

何廉臣曰：温热发㾦，每见于夏秋湿温伏暑之症。春冬风温兼湿症，亦间有之。初由湿郁皮腠，汗出不彻之故，白如水晶者多，但当清宣肺气，开泄卫分，如五叶芦根汤〔六五〕（薛生白湿热条辨方），最稳而灵。若久延而伤及气液，白如枯骨样多凶。急用甘润药以滋气液，如麦门冬汤〔六六〕、清燥救肺汤〔六七〕（喻嘉言方）之类，以挽回万一，切忌苦燥温升，耗气液而速其毙，谨摘录发㾦症如下：

色白点细，形如肌粟，摸之触手而微痒，抓破微有水，状如水晶珠而明润者吉。热势壮则外见，热势缓则隐伏，出无定期，甚至连发三五次，若干白如枯骨者大凶。脉必微弱或细数，神倦气怯，粘汗自出。

金寿山曰：白㾦一症，在湿温经过中常见之，发出亦属湿热外透的现象，在临床上往往见出一身汗，发一身白㾦，反复几次，热度递减，故当因势利导化湿清热，理其气分之邪，助其透达为主；但发出次数太多，须防其伤及气液，又当注意用甘平之药清养气液，所谓甘药补之，不是说以甘温之药补之。至于白如枯骨，表示气液已竭，多见于垂危之病人，预后多不良。

讨论

白㾦一症，湿温范畴中之肠伤寒症常见之，发出系湿热外透之象，临床上往往出一次汗，即现一次白㾦，反复几次，热度递减，五叶芦根汤为最稳妥之剂，其发生原因，有人以为有二种：一为湿热之邪，逗留气分，失于轻清开泄，郁久而成白㾦；一为温热挟湿之症，误用滋阴，致汗出不彻，湿郁热蒸，如罨曲造酱酝酿而发白㾦。但我们临床观察，确是属于湿热外透，透出后多神清热减，所以常用甘平之剂因势利导。其㾦色多晶莹饱满，颗粒分清。至白如枯骨者尚不多见。

陈存仁湿温伤寒手册分白㾦为五种：

甲，水晶㾦，即汗㾦，上有水汗结成晶亮明润小球体，一望而知，以巾拭之即去，此种汗㾦得之病佳。

乙，千白㾦，有极细雪屑，粗看不明，细看或侧视见之，病势经绵，易续发不已。

丙，干凸㾦，又名枯㾦，有凸起小㾦，视之显而易见，病势缠绵。

丁，脓滚㾦，室内闷热，久㾦不退，易㾦中作脓，寒热因之更久。

戊，披麻痦，凸起小痦，如粟粒状，遍身有之，发际亦有，因体虚表汗过久，屋内烦闷三种原因，症情不良，每为恶兆。

再白痦多见于湿温症，春温、冬温亦间有之，兹附张骧云医案一则于后。

张骧云治疗春温案（中医杂志一九六一年四期）

初诊：遗泄后感受寒邪，引动伏气，发为春温，身热微微，过经不解，神志时清时昏，多笑目赤，烦躁、渴不多饮，得温而安，腹中乍疼，痞寐不宁，脉象左寸紧，关尺弦细，右寸关滑数，尺细，舌色边白，中央黄腻罩灰纹裂，红疹渐现，尚未透足，二便均行，此系邪传太阴阳明，兼入少阴，势属非轻，防其内闭外脱之虞，拟温解清托。

桂枝四分，泡汤　炒淡黄芩一钱　淡豆豉四钱　大力子三钱　细辛三分　苏梗、前胡、川贝、广橘络、桑叶、姜山栀、姜竹茹各二钱　炒全瓜蒌四钱　砵灯心廿寸　佛手一钱　附子理中丸包，八分

二诊：病今九日，热不外扬，四肢乍冷，神志时清时昏，谵语多笑，渴不欲饮，目赤唇干，红疹隐约未透，脉象细数，舌色淡黄根腻，防其风动痉厥不测。

川桂枝三分，炒　淡黄芩钱半　淡豆豉、大力子各三

钱　葛根一钱　柴胡六分　苏梗、姜山栀、姜竹茹、橘络各二钱　蝉衣、朱连翘各钱半　附子理中丸包，一钱

三诊：病经旬日，身热略扬，四肢渐温，瘛疭少安，神志虽清，多言多笑，口渴不喜饮，红疹已布，四肢未足，骨楚唇燥，溲少便秘，邪伏三焦，拟清解疏里之法。

淡豆豉三钱　细生地五钱，以上同打　前胡二钱　熟牛蒡三钱　砵朱连翘、桑叶各钱半　姜山栀、姜竹茹各二钱　炒瓜蒌子三钱　橘络二钱　炒陈皮、佛手各一钱

四诊：诊脉左寸关弦滑，右寸关滑数少神，两尺皆细，苔色淡黄尖绛，春温旬余，湿蕴化热，谵语虽减，神烦多笑，瘛疭渐安，红疹未化，现发白痦，口腻。仍防痉厥，宜清解治之。

大豆黄卷三钱　青黛三分拌元参三钱　陈蒿子钱半　鲜竹茹二钱　浙贝、钩藤后入，各三钱　仙露半夏、盐水炒新会皮各钱半　玉金一钱。（注：青黛拌元参有滋肾清肝之妙）

五诊：温邪十二天，表热虽有解意，里邪达而未楚，红疹已现而显，肺气稍利，见有晶痦，神志时清，疲倦少力，口粘，脉象弦数带促数，舌淡麦浊腻尖绛，欲图滋腻，深虑邪湿胶固，欲拟攻托，恐致营阴耗竭，勿敢偏执，聊以清化。

炒豆卷、铁皮石斛、牛蒡子各三钱　辰拌带心连翘、

盐水炒泡新会皮、姜山栀、姜半夏各钱半　姜竹茹、炒川贝各二钱　青蒿梗钱半　佛手柑、郁金各一钱

六诊：温邪十三天，表热虽减，里气未和，腹鸣大便未畅，疹㾦略化，肌痒，脉象滑数，舌浊腻，邪未清澈，予清化痰湿。

陈蒿梗、姜半夏、盐水炒新会皮、朱连翘各钱半　炒川贝、橘络、姜竹茹、神曲各二钱　赤苓三钱　通草一钱　佛手柑八分　生枳壳六分　藿香正气丸包，钱半

七诊：表热虽解，里气未和，府气仍然未通，口粘、神疲力乏，疹㾦略化，脉滑而促数，苔糙。湿热弥漫，防有转变，宜清里法。

豆卷三钱　炒全瓜蒌、鲜石斛各四钱　姜山栀、姜竹茹、碟连翘、前胡各二钱　青蒿梗、炒枳实各钱半　碟茯神、焦米仁各三钱

原注：白㾦为邪湿向外透达的表现，治当因势利导，以"表"与"透"为治疗大法，取汗宜微不宜多，如汗泄太过，㾦点必大，反会妨碍邪湿的透达。如因溽暑湿热郁蒸或强责其汗，㾦发颗粒，每大如黄豆，皮厚，色黯有浆，有馊浆糊味，我家（作者张镜人自称）称它为"浆㾦"，为气阴两伤之征，治疗应轻清泄热，淡渗化湿，一般用薏苡竹叶散酌入青蒿、白薇等味，并用谷露代水煎药，因谷露有生津益气之功，而无阴柔滋腻，胶固邪湿之弊。

八诊：温邪半月，热势已退，余湿未楚，大便行而未畅，神疲乏力，胃纳少思，疹化痞点半收，脉软滑数，舌腻稍化，苔微白，慎防反复，宜清里治之。

陈蒿梗、姜山栀、仙露半夏、炒陈皮各钱半　川贝二钱　川玉金　通草各一钱　泽泻钱半　赤茯神三钱　谷芽四钱　佛手柑三钱　金石斛三钱

九诊：里邪解而未楚，昨晚便行时，复受寒邪，以致身热又盛，口腻溲少，疹化晶痞半收，汗出首面，脉软滑数，舌腻满布色白。病逾半月，余邪未楚，复属新感，势展甚重，防其内传，先予温泄治之。

清炙桂枝三分　炙柴胡六分　炒豆豉三钱　姜山栀、炒陈皮、姜半夏、炒枳壳、青蒿各钱半、橘络、姜竹茹各二钱　全瓜蒌炒四钱　凉膈散包，一钱

十诊：昨投温通之剂，服后肌热略退，大便虽行不畅，神倦乏力，胃不思纳，口淡渴不饮浆，小溲短少，红疹虽化，晶痞半收，脉软而数，舌白稍退，根腻尖绛，新邪虽有解意，三焦依旧不利，病延半月余，势属非轻，慎防再发痞疹，变迁不测，勉拟表里兼施之法。

豆卷三钱　桂枝三分　青蒿梗钱半同炒　川连三分拌佩兰叶一钱　炒牛蒡三钱　全瓜蒌炒四钱　姜山栀、姜竹茹、橘络各二钱　带心连翘辰砂拌、苏梗各钱半　佛手柑八分

原注：桂枝炒青蒿，川连拌佩兰，表里兼施，亦属我家创法。春末夏秋季节，每取桂枝炒青蒿，治外感时

邪，内蕴湿热的病例，服后得微衄，则可冀迅获邪衰热退的功效。

十一诊：昨投两顾之法，大便依然未见，汗泄不调，唇干齿燥，脉细虚数舌糙少液，势属甚险，防其昏脱。

豆卷三钱　铁皮石斛四钱　钩藤后入，五钱　炒牛蒡三钱　知母、黑山栀、鲜竹茹、硃连翘各二钱　丹皮、花粉、赤芍各钱半　川玉金一钱

十二诊：连战两晚，战后有汗，大便虽行，色如败酱，神疲乏力，胃纳略思，两目仍赤，晶㾦大如绿豆，脉数，两尺皆滑软，病经两旬，体虚邪不肯清，尚虑虚脱不测，勉宜清化。

鲜石斛、钩膝后入，各四钱　生山栀一钱　盐水炒知母、炒牛蒡、花粉各钱半　硃连翘、炒川贝、姜竹茹各二钱　川玉金一钱　鲜芦根五钱　硃灯心二十寸

原注：第十三诊已脉静身凉，又续八诊，案从略，共二十一诊痊愈。

达按：此案录自张镜人先生伤寒临症心传，他总结了他家屡代临症治疗经验，作了一个较有系统的介绍。他认为"伤寒与温病之争是不必要的，温病学说离不开伤寒论的理论指导，温病学说又是伤寒论辨证论治规律具体运用的发展和补充。并认为属于伤寒范畴的热病，不外乎新感外袭和伏气内发两端。新感虽有寒温之分，

但外邪的侵犯，由表入里，治疗只宜表散；伏气由新感引动，由里出表，治疗亦宜透达，除了里结阳明的腑证可下而外，新感与伏气的出路关键同在肌表，故'表'与'透'实为伤寒（包括温热病，下同）监证治疗的中心环节，新感务求表透，勿使内入，伏气务求透表，促其外达。并发现豆豉一味兼表和透的功效，为治新感与伏气至当不易之品"。

又说："在运用表与透的治疗法则时，主张在卫、气、营、血的病程传变的不同阶段，采取不同的配伍，达到表或透的目的。如邪在卫分者，从葱豉汤〔六八〕加减，因为南方多湿，湿易化燥，故卫分之邪偏于寒的，不必藉麻桂的辛温，辛温反助邪热，偏于温的也不宜桑菊、银翘的辛凉，辛凉恐遏邪湿，惟葱豉的微辛微温，恰到好处，邪留气分者，从栀豉汤加减，邪入营分或血分者，从黑膏加减。三方都有豆豉，由于配伍的关系，葱豉着重于发汗解表，犹叶氏'在卫汗之可也'的原则，栀豉着重于轻清泄热，表里双解，犹叶氏'到气才可清气'的原则，黑膏着重于育阴达邪，犹叶氏'乍入营分，犹可透热仍转气分而解'的原则。但邪未传入气分化热，决不轻予栀子的清泄，邪未传入营分或血分，劫烁津液，决不轻予地、斛的育阴生津，进一境始转一法，界限森严，独豆豉的'表'与'透'则贯彻于整个病程的自始至终"。

　　以上张氏总结了屡世伤寒临证心传，对伤寒与温病的看法颇为正确。吴鞠通说："若真能识得伤寒，断不致疑麻桂之法不可用，若真能识得温病，断不致以辛温治伤寒之法治温病。"张氏真可谓善于运用伤寒而真能识得温病者。至本案春温发痦重症，以轻清之药，奏桴鼓之功，值得学习。其初运用阳旦汤〔六九〕以桂枝炒黄芩，以患者遗泄后，感受寒邪，引动伏气，深入少阴，非寻常春温可比，所以正邪兼顾，寒温并施，恰到好处。其推崇豆豉之功，正是叶氏在三时伏气外感篇所说："若因外邪先受，引动在里伏热，必先辛凉以解新邪。"自注葱豉汤。于此可见张氏不但于伤寒有屡世心传，而又深入叶氏的堂奥。

第十一章　验齿

原文

再温热之病，看舌之后，亦须验齿。齿为肾之余，龈为胃之络。热邪不燥胃津，必耗肾液，且二经之血，皆走其地，病深动血，结瓣于上。阳血者色必紫，紫如干漆；阴血者色必黄，黄如酱瓣。阳血若见，安胃为主；阴血若见，救肾为要。然豆瓣色者多险，若证还不逆者，尚可治，否则难治矣。何以故耳？盖阴下竭阳上厥也。

各家注释

章虚谷曰：肾主骨齿为骨之余，故齿浮龈不肿者，为肾火，水亏也，胃脉络于上龈，大肠脉络于下龈，皆属阳明，故牙龈肿痛为阳明之火，若湿入胃，则必连及大肠，血循经络而行，邪热动血而上结于龈，紫为阳明之血，可清可泻，黄者为少阴之血，少阴血伤为下竭，其阳邪上亢而气厥逆，故为，难治也。

吴锡璜曰：此节言齿龈紫黄，据初病言耳，若久病黄者为多，余曾治黄氏妇，神气昏沉，面黄唇黄齿龈黄，而无热，自汗出，脉虚浮，牙关紧急，不开，延四日小便时下，三日前大便溏泄一次，因思此病全属虚症，然见其面有惨状，身无厥冷，汗出，脉虚，又属可治，因仿张令韶案，令按其腹病者似觉痛苦，手足抽动，再按两次俱然，断为大实有虚象，用大承气下之，汗收噤开，身能转侧，神气未清，再投以复脉汤去姜桂，加紫雪丹遂愈，复用养营理中善后全愈，然则龈黄岂尽少阴血伤耶。

陈光淞曰：按阳上厥，厥、尽也。盖言阴精下竭，孤阳上尽，故难治，岂因阳邪上亢而成厥逆耶？

宋佑甫曰：安胃为主，鲜地、霍斛、石膏、知母之类；救肾为要，生地、阿胶之类。

原文

齿若光燥如石者，胃热甚也。若无汗恶寒，卫偏胜也，辛凉泄卫，透汗为要；若如枯骨色者，肾液枯也，为难治。若上半截润，水不上承，心火上炎也。急急清心救水，俟枯处转润为妥。

各家注释

章虚谷曰：胃热甚而反恶寒者，阳内郁，而表气不通，故无汗而为卫气偏胜，当泄卫以透发其汗，则内热即从表散矣，凡恶寒而汗出者，为表阳虚，腠理不固，虽有内热，亦非实火矣，齿燥有光者，胃津虽干，肾气未竭也，如枯骨者，肾亦败矣，故难治也，上半截润，胃津养之，下半截燥，由肾不能上滋其根，而心火燔灼，故急当清心救水，仲景黄连阿胶汤主之。

陈光淞曰：按先汗恶寒，唇干齿燥，外感多有之，所谓卫气偏胜，邪热熏蒸肺胃所致，非胃津干也，故辛凉泄卫为治。若胃津干，又当甘寒濡润矣。宜辨之。

吴锡璜曰：按白如枯骨，大剂养肝肾之阴亦有愈者。

原文

若龂牙啮齿者，湿热化风痉病；但龂牙者，胃热气走其络也；若龂牙而豚证皆衰者，胃虚无谷以内荣，亦龂牙也。何以故耶？虚则喜实也，舌本不缩而硬，而牙关龂定难开者，此非风痰阻络，即欲作痉证，用酸物擦之即开，木来泄土故也。

各家注释

章虚谷曰：牙齿相啮者，以内风鼓动也。但龂不啮者，热气盛而络满，牙关紧急也。若脉证皆虚，胃无谷养，内风乘虚袭之入络，而亦龂牙，虚而反见实象，是谓虚则喜实，当详辨也。又如风痰阻络为邪实，其热盛化风欲作痉者，或由伤阴而挟虚者，皆当辨也。

原文

若齿垢如灰糕样者，胃气无权，津亡湿浊用事，多死。而初病齿缝流清血痛者，胃火冲激也；不痛者，龙火内燔也。齿焦无垢者死，齿焦有垢者肾热胃劫也，当微下之，或玉女煎清胃救肾可也。

各家注释

章虚谷曰：齿垢由肾热蒸胃中浊气所结，其色如灰糕，则枯败而津气俱亡，肾胃两竭，惟有湿浊用事，故死也，齿缝流清血，因胃火者出于龈，胃火冲激故痛，不痛者出于牙根，肾火上炎故也，齿焦者，肾水枯，无垢则胃液竭，故死；有垢者，火盛而气液未竭。故审其邪热甚者，以调胃承气微下其胃热；肾水亏者，玉女煎清胃滋肾可也。

王士雄曰：以上言温热诸证可验齿而辨其治也，真发从来之未发，是于舌苔之外更添一秘诀，并可垂为后世法，读者苟能隅反，则岂仅能辨识温病而已哉。

陈光淞曰：察齿垢以定死生，看湿温之能事毕矣。

达按：齿龈出血有三种，（一）齿龈炎由于口腔不洁齿垢等，叶氏所谓胃火冲激之类也；（二）由于营养不良，如维生素C缺乏病；（三）出血性疾病，如紫癜，白血病、再生障碍性贫血、颗粒性白血球缺乏症、血友病，肝硬化亦常有之，叶氏所谓龙火内燔，再观上节所谓阳血阴血，叶氏辨证之精，治疗之确，深为可佩。

讨论

叶氏说："齿为肾之余，龈为胃之络，热邪不燥胃津，必耗肾液。"这是温病验齿之主要依据，其观察方法分齿燥、齿垢、齿血、结瓣、啮齿五个方面。

一、齿燥

主要观察齿之色泽以分别胃热或肾液枯，若燥而有光，胃热虽甚，肾液未竭，若如枯骨，肾液亦败。

二、齿垢

齿垢由肾热蒸腾胃中浊气所致。齿焦有垢，是气液未竭；齿焦无垢，是肾气胃液俱竭。齿垢如灰糕样，是胃气无权化津，惟有湿浊用事，多死。

三、齿血

齿缝流清血，兼有齿痛，是胃火冲痛；若齿不痛，是肾火上炎。

四、结瓣

齿龈上有结瓣，多见于病深动血之时。其紫如干漆者为阳血，是阳明胃热；黄如酱瓣者为阴血，是肾阴下竭。

五、啮齿

咬牙啮齿，是内风鼓动之象，但有虚实之分，以风痰阻络为实；胃无谷养为虚。

第十二章　论妇人病温

原文

再妇人病温与男子同，但多胎前产后，以及经水适来适断。大凡胎前病，古人皆以四物加减用之，谓护胎为要，恐来害妊，如热极，用井底泥蓝布浸冷复盖腹上等，皆是保护之意，但亦要看邪之可解处。用血腻之药不灵，又当省察，不可认板法，然须步步保护胎元，恐损正邪陷也。

各家注释

章虚谷曰：保护胎元者，勿使邪热入内伤胎也，如邪犹在表分，当从开达外解，倘执用四物之说，则反引邪入内，轻病变重矣，故必审其邪之浅深而治，为至要也，若邪热偪胎，急清内热为主，如外用泥布等盖复，恐攻热内走，反与胎碍，更当详审，勿轻用也，总之清热解邪，勿使伤动其胎，即为保护，若助气和气以达邪，犹可酌用，其补血腻药，恐反遏其邪也，（王士雄曰：此说固是，然究是议药不议病矣，如温热已烁营阴，则地黄未尝不可用。）且内经曰：妇人重身，毒之何如，岐伯曰，有故无损，亦无须也，大积大聚，其可犯也，衰其大半而止，不可过也，故如伤寒阳明实热证，亦当用承气下之，邪去则胎安也，盖病邪浅则在经，深则在腑，而胎系于脏，攻其经腑，则邪当其药，与脏无碍，（王士雄曰：此释极通，而竟忘郤温热传营入血之证，本文但云不可认板法，非谓血药无可用之证也。）若妄用补法以闭邪，则反害其胎矣，倘邪已入脏，虽不用药，其胎必须而命难保，（王士雄曰：亦须论其邪入何脏。）所以经言有故无殒者，谓其邪未入脏，攻其邪，亦无殒胎之害也，（杨素园云：有故无殒者，有病则病当之也，不必增入邪未入脏之说以滋荧惑。）要在辨证明析，用法得当，非区区四物所能保胎者也，故先生曰须看其邪之可解处，不可认板法，至哉言乎。

吴锡璜曰：孕妇患温热症，按证施治，较常人尤须多用大剂急夺其热，即所以保其胎，若迟疑贻误，以致腹痛如摧，腰痛如析，服药已无及矣，温热病多殒胎，痢疾亦多坠胎，坠胎后神气昏沉，手足厥冷者多死，古云需者事之贼，医者病家慎勿以假小心误事也。

金寿山曰：本节论妇人胎前病温治法之原则，以保护胎元为主，邪犹在表，当从开达外解，勿使邪热入内伤胎，邪热逼胎，急清内热为主，清热即所以安胎，章氏注释很为透彻。

达按：胎前病温，当从开达外解，不可用补血腻药，反遏其邪；至邪热倡胎，急清内热，有故无殒更不可犹豫。专科拘泥于四物汤加减，贻误实大。至井底泥蓝布复盖腹上之法，虽有护胎之意，究有逼热内陷之弊，与四物汤同一板法。叶氏着重解邪，清热透邪方是正法。兹附医案二则以资参证。

严继春治疗孕妇热窜隧络案（全国名医验案类编）

病者：徐氏妇，年三十一岁。

病名：热窜隧络。

原因：孕已五月，时值夏令，手足初觉麻木，继则剧痛，专科恐其胎殒，用四物汤加减以安胎，四剂不应，来延余诊。

症候：腹热口干，四肢串痛，不可屈伸，小溲短数。

诊断：脉两尺弦滑，右关洪数，舌红苔黄，予断之曰此伏热横窜隧络也。

疗法：清宣络热以除痛，痛止则胎自安。

处方：鲜竹茹三钱　焦山栀三钱　白知母三钱　大豆卷三钱　冬桑叶二钱　青子芩钱半　东台薇钱半　鲜荷梗五寸　先用丝瓜络一两　嫩桑枝一两，煎汤代水。

效果：先服二剂，痛止胎安，不劳他药而痊。

何廉臣按：伏热横窜隧络，病从旁枝而出，乘其势而宣通之，通则不痛，两剂而痊，信然。

周小农治疗怀妊风温案（周小农医案）

华阿南之妻：住仓滨。庚申八月初旬，怀妊五月，风温引动伏邪，身热起伏，咳嗽痰韧，徐医照妊娠感邪治法，因其腰痛，有党参、当归、阿胶等味。热势日甚，神迷妄言，呕痰黑如锅滞。十二日延诊，热势起伏，渴饮神糊，咳嗽痰多，呕痰灰黑腹部灼热，溲赤如血，脉弦数异常，舌红苔黄，伏热深沉，恐其内窜，生雅连、黄芩、金石斛、鲜青蒿、益元散、鲜沙参、瓜瓣、竹茹、花粉、丹皮、枇杷叶、茅苇根、郁金、野苎麻根、鲜薄荷、莱菔、鲜梨同打汁。备方：如昏糊甚，用万氏牛黄清心丸一粒。十三日诊：昨日热轻，咳嗽，仍呕灰黑韧痰，甚臭腥，渴饮，溲赤如血，脉弦数急，舌红苔黄，伏热挟痰，薰蒸沉迷，腹中攻动，腰痛，更防流产，青蒿、黄芩、瓜瓣、杏仁、竹茹、郁金、花粉、金石斛、鲜沙参、浮石、丹皮、鱼腥草、雅连、野苎麻根、茅苇茎、枇杷叶、葎草、梨、莱菔各打汁冲。另西月石、川贝母、雄精、竹黄、研末冲服。十四日诊：昨日热起未甚，嗽痰甚韧，未见灰色，溲赤，便解甚腻，胸脘窒闷。脉数不靖，舌红苔黄。伏邪挟风熏蒸，恐再反复。青蒿、黄芩、枳实、蒌皮、宋半夏、杏仁、冬甜瓜子、生雅连、石斛、花粉、海浮石、鲜沙参、竹茹黄、丹皮、竹叶、茅苇茎、梨、莱菔。另雄精、月石、川贝母、郁金研末，丝瓜藤汁温调。十五日诊热发已轻，口渴尚甚、咳引胁痛，口腻溲赤，便解尚畅，中有痰粘，脉数右减，左数尚甚，苔黄未化，伏热风痰，胶滞未清。蛤壳、丹皮、竹茹、石斛、黄芩、青蒿、花粉、蒌皮、紫菀、橘络、瓜瓣、杏仁、苡仁、萆草、茅苇茎、竹叶、西瓜子。另月石、川贝、雄精，研末冲服，竹沥温服。十六日改加鱼腥草、知母、忍冬藤，渐以辍药。

原文

至于产后之法，按方书谓慎用苦寒，恐伤其已亡之阴也。然亦要辨其邪能从上中解者，稍从证用之，亦无妨也。不过勿犯下焦，且属虚体。当如虚怯人病邪而治。总之无犯实实虚虚之禁，况产后当气血沸腾之候，最多空窦，邪势必乘虚内陷，虚处受邪，为难治也。

各家注释

徐洄溪曰：产后血脱，孤阳独旺，虽石膏、犀角、对证亦不禁用，而世之庸医，误信产后宜温之说，不论病证，皆以辛热之药，戕其阴而益其火，无不立毙，我见甚多，惟叶案中绝无此弊，足征学有渊源。

魏柳洲曰：近时专科及庸手，遇产后一以燥热温补为事，杀人如麻。

吴鞠通曰：产后温证，固云治上不犯中，然药反不可过轻，须用多备少服法，中病即已，所谓无粮之师，利于速战，若畏产后虚怯，用药过轻，延至三四日后，反不能胜药矣。

金寿山曰：本节论产后病温之治法。产后用药，历代医家，有两种不同看法：一种主张用温药，所谓胎前宜凉，产后宜温；一种主张用凉药，其理由是张仲景说：新产妇人有三病，郁冒、痉厥、大便难，都属孤阳独旺之症。其实，前者只看到产后调理常法的一面，只知常法而不知变法，后者则以产后治病的变法，竟认为调理常法，都带着片面性。叶氏提出产后病温治法，当如虚怯人病邪而治比较全面而又抓住重点。吴鞠通也说："手下所治是温病，心中想到是产后"。具体来说，是在治疗温病的前提下，照顾到产后。

达按产后宜温之说，用在温病，为害实大，即"如虚怯人之治法"一说，亦不过示人用药应适当，非畏产后虚怯，用药过轻。何廉臣氏提出仲景养血消瘀再参以清热透解，临床用之甚效，附录诸案，细阅自得。

严绍岐治疗产后温病案（全国名医验案类编）

病者：张氏妇，年三十二岁。

病名：产后温病。

原因：时交暮春，产后三日，自服生化汤，腹痛除而恶露行，伏温遂乘机外溃。

症候：一起即身灼热，汗自出，不恶寒，反恶热，咳嗽气逆，渴喜凉饮。

诊断：脉右浮滑，左小数，舌红苔黄薄腻，据症参脉，此产后伏温，从血分转出气分也。前哲石顽老人虽云：凡遇胎前产后所患，不拘何病，总以胎产为本，以病为标，若产后当理血分，然亦当随机应变，余遂断之曰，此伏热症，虽在产后，亦当轻清透达为首要。

疗法：以桑、杏、甘、桔轻宣其肺为君，茅根、青箬清透其伏热为臣，生地、白薇凉其血为佐，赤芍、丹参通其血为使，遵内经急则治标之法。

处方：冬桑叶二钱　白桔梗一钱　光杏仁三钱　青箬叶三钱，切寸　赤芍钱半　根生地四钱　生炙甘草各三分　东白薇三钱　苏丹参三钱　鲜茅根五钱，去皮

效果：两剂即灼热咳逆大减，原方去桑、桔加鲜斛、归身养胃和营，再进三剂，诸恙尽却，胃能纳谷而痊。

何廉臣按：胎前宜凉，产后宜温，虽皆熟在人口，然亦一偏之见，总要查悉原因，辨明症候为第一，前哲徐洄溪曰：近人有胎前宜凉之说，颇为近理。至于产后则阴血尽脱，孤阳独立，脏腑如焚，经脉如沸，故仲景专以养血消瘀为主，而石膏、竹茹亦不禁用，余每遵之，无不立效。乃近人造为产后宜温之邪说，以姜、桂为主药。夫果阴阳俱脱，脉迟畏寒，血水淋漓，面青舌

白，姜、桂亦有用时。乃血干火燥，纯现热症，亦用热药，则经枯脉绝，顷刻而毙，我见以百计。更有恶露未净，身热气塞，烦躁不眠，心烦腹痛，皆由败血为患，亦用姜、桂助其火而坚其瘀，重则即死，轻则变成蓐劳。造为此种邪说者，九死不足以蔽其辜辜。由此类推，凡胎前伏温，产后陡发，对症用药，虽犀角、石膏亦不必忌，何况其次，如此案之轻清透达乎。但方虽清稳，尚属伏温轻症之疗法，与张氏寿甫之滋阴清胃汤（元参两半、当归三钱、生白芍四钱、生甘草钱半、鲜茅根二两），异曲同工。

产后中暑病例（天津医科大学附属医院中医科）

病者：孙××，女性，二十五岁，宁河县人，农民，病历住院号六八九三〇。

患者于一九五六年七月三十一日足月顺产一男婴，产后六日，因天气炎热，室温过高，因而发烧、胸闷。次日症状较重，曾注射青霉素、链霉素及内服氯霉素等未效，于八月八日乘火车来津就医，途中开始神志不清，十一时许来我院妇科急症，经我科会诊收入住院。

西医检查：体温40.3℃，神志昏迷，烦躁不安，全身满布痱子，瞳孔两侧大小相等但缩小，心肺无异常，腹柔软、颈部无强直，颜面潮红。化验：白血球11200，中性88，淋巴12。

中医辨证：患者脉象濡数，高热昏迷，天气酷热，产后阴血大去，暑邪直犯心脏，急宜清暑开窍。

处方：飞龙夺命丹〔七〇〕二付。

鲜佩兰、鲜薄荷、鲜藿香、鲜荷叶、菊花、钩藤、丹皮、竹茹各三钱 香薷、厚朴、黄芩各二钱 益元散五钱，包煎 犀角粉三分冲，服药后神志略清。

二诊：热度仍高，在39～40℃，晨轻暮重，烦躁、阴道流血少许，再清暑安营。

处方：生石膏、佩兰、泽兰各三钱 豆豉五钱 连翘、银花、茯神、石菖蒲、石斛、寸冬各三钱 益元散两包煎 牛黄清心丸半付。

犀角粉、羚羊粉、珍珠粉各二分 犀黄一分 射香五厘，分二次冲服。

连服二剂，体温下降至37.6℃，神倦思眠。

三诊：热退神清，血亦止，改用清暑养阴利湿化浊之品。

处方：大豆卷、鲜石斛各五钱 泽兰、佩兰、茯神、赤芍、鲜荷梗各三钱 半夏曲、竹茹各二钱 大腹皮、厚朴、枳壳各钱半 益元散五钱，包煎

连服三剂，体温恢复正常，基本痊愈出院。

达按：新产妇人，阴血丧失甚多，暑热从口鼻吸入，直犯心脏，昏迷而死者甚多。其原因一由于不知居处卫生，对产室紧闭窗户，幕以帷帘，环侍多人，因而

致病。二由于不察天时之不同，人体之各异，拘于生化汤及沙糖黄酒成方，动辄杀人。三则遇产后中暑辄用冰袋、风扇寒凉强遏，热邪内闭，亦多致死。此案以清暑开窍透解化瘀，即石膏、生地、犀、羚、牛黄亦所不禁，当年救活者多人。

原文

如经水适来适断，邪将陷血室，少阳伤寒，言之详悉，不必多赘。但数动与正伤寒不同。仲景立小柴胡汤提出所陷热邪，参、枣扶胃气，以冲脉隶属阳明也。此与虚者为合治。若热邪陷入，与血相结者，当从陶氏小柴胡汤去参、枣，加生地、桃仁、查肉、丹皮或犀角等。若本经血结自甚，必少腹满痛，轻者刺期门，重者小柴胡汤去甘药，加延胡、归尾、桃仁；挟寒加肉桂心；气滞者加香附、陈皮、枳壳等。然热陷血室之证，多有谵语如狂之象，防是阳明胃实，当辨之。血结者，身体必重；非若阳明之轻旋便捷者，何以故耶？阴主重浊，络脉被阻，侧旁气痹，连胸背皆拘束不遂，故去邪通络正合其病，往往延久。上逆心包，胸中痹痛。即陶氏所谓血结胸也，王海藏出一桂枝红花汤〔七一〕加海蛤、桃仁，原为表里上下一齐尽解之理，看此方大有巧手，故录出以备学者之用。

各家注释

章虚谷曰：数动未详，或数字是变字之误，更俟明者正之，冲脉为血室，肝所主，其脉起于气街，气街阳明胃经之穴，故又隶属阳明也，邪入血室，仲景分浅深而立两法，其邪深者，云如结胸状，谵语者，刺期门，随其实而泻之，是从肝而泻其邪，亦即陶氏所谓血结胸也。其邪浅者，云往来寒热如疟状而无谵语，用小柴胡汤，是从胆治也。盖往来寒热，是少阳之症，故以小柴胡汤提少阳之邪，则血室之热亦可随之而外出，以肝胆为表里，故深则从肝，浅则从胆，以导泄血室之邪也，今先生更详证状，并采陶氏王氏之方法，与仲景各条合观，诚为精细周至矣，其言小柴胡汤，惟虚者为合法何也，盖伤寒之邪，由经而入血室，其胃无邪，故可用参、枣；若温热之邪先已犯胃，后入血室，故当去参、枣，惟胃无邪及中虚之人，方可用之耳。（王士雄曰：世人治疟，不论其是否为温热所化，而一概执用小柴胡汤以实其胃，遂致危殆者最多。）须知伤寒之用小柴胡汤者，正防少阳经邪乘虚入胃，故用参、枣先助胃以御之，其与温热之邪来路不同，故治法有异也。

王士雄曰：温邪热入血室有三证，如经水适来，因热邪陷入而搏结不行者，此宜破其血结，若经水适断，而邪乃乘血舍之空虚以袭之者宜养营以清热，其邪热传营，逼血妄行，致经未当期而致者，宜清热以安营。

陈光淞曰：热邪陷入与血相结者，较热入血室不与血相结者为重。盖热既与血相结，则无形之邪，与有形之血相搏，不复可以提出，故须凉血散血，使血不与热相搏，而后能和解，如陶氏之在也；（若本经血结自甚）此与热传营血，其人宿有瘀伤宿血挟热而搏者同。言经水本有病，而热邪复与之搏也。刺期门者，泻其实使气行瘀散也。重者小柴胡去甘药加延胡、归尾、桃仁、所以利其气破其血也。挟寒加桂心者，谓其平素有寒也；香附血中气药，陈皮、枳壳、导滞消痞，气滞者故加之。

金寿山曰：本节辨热入血室之证治，但临床所见热病期中，经水适来适断，不一定都成热入血室之症，热入血室是否成立，当以是否见谵语神昏，舌色紫绛为断。至于热入血室的治法，王孟英在本节注释中所叙述，简明扼要，颇切实用。又按原文"然热陷血室之证"一句起至篇末一段，颇费解释。第一，以热入血室身重与阳明胃实身不重来相辨，实际是阳明胃实亦有身重一证，伤寒论有明文，何从辨起；第二，以桂枝红花汤治疗血结胸，方中有甘草、大枣，正与上文以小柴胡汤去甘药治血结之原则相反，总之，这一段文字，文气不顺，于病情亦未治，当存疑。

讨论

按吴又可论热入血室有血虚血实之分；王孟英将温邪热入血室分为三证。第一种血与热相搏，指血实言，故宜破其血结。第二种邪热乘血舍之空虚袭入，指血虚言，故宜养营清热。第三种邪热逼血妄行，经水早至，临床上多见之，清热安营，未必即成重症。

叶氏在本节治热邪陷入，与血相结者，从陶氏小柴胡汤加减；治本经血结自甚，少腹满痛身重者，小柴胡汤去甘药加延胡、归尾、桃仁等，又何尝舍柴胡而不用，徐洄溪据指南数案攻击之，殆未读本论。附录二案用方亦从指南治法，叶氏又何尝有经方时方之成见。

萧琢如治疗热入血室案二则（全国名医验案类编）

病者：黄氏妇，年三十余岁。

病名：热入血室。

原因：适月事来，因感寒中断，异数十里至余馆求诊。

症候：往来寒热，少腹及胁下如被杖，手不可近。

诊断：脉弦数，舌苔白而暗，即伤寒论热入血室，其血必结，故使如疟状也。

疗法：与小柴胡汤加归、芍、桃仁、红花、荆芥炭，活血通瘀。

处方：川柴胡钱半　青子芩一钱，酒炒　姜半夏钱

半　清炙草六分　当归须二钱　赤芍一钱　光桃仁三钱　片红花一钱　荆芥炭一钱　鲜生姜一钱　大红枣二枚

效果：连服两剂，大便下黑粪而瘥。

何廉臣按：叶氏谓热邪陷入血室，与血相结，必少腹满痛，身体亦重，身之侧旁气痹，及胸背皆拘束不遂，轻者刺期门，重者小柴胡汤去甘药，加延胡、归尾、桃仁、挟寒加肉桂心，气滞者加香附、陈皮、枳壳等，去邪通络，正合其病。此案对症处方，虽从经方加减，而却与叶法大旨相同。

第二案

病者：邓君之妻，年二十四岁。

病名：热入血室。

原因：小产后患伏热，杂治不瘥。检阅前方皆与症反，势已濒危，其夫仓皇乞诊。

症候：身大热多汗，少腹硬痛，痛处手不可近，溲便皆不通利。

诊断：脉弦数，舌色红而苔白，此瘀血停蓄为患也。

疗法：本宜桃仁承气汤〔七二〕，以病久人困，虑其难于胜受，乃变通用四物汤去地黄，加桃仁、红花、肉桂、醋炒大黄，以缓通之。

处方：归尾钱半　赤芍三钱　川芎一钱　红花一钱　光桃仁二钱　紫猺桂五分　醋炒生川军钱半。

效果：一剂下黑粪甚多，痛减七八，再剂而愈。

何廉臣按：王孟英谓热入血室有三症，如经水适来，因热邪陷入而搏结不行者，此宜破其血结；若经水适断，而邪乘血舍之空虚以袭之者，宜养营以清热；其邪热传营，逼血妄行，致经未当期而至者，宜清热以安营。此案热入血室，由瘀热互结不行，自应活血通络，以破其结。方用四物汤加减，较之桃仁承气，虽为和缓，而桃、红、桂、军等四味，通瘀亦颇着力，宜其投之辄效也。

编后赘言

对温热学说上几个问题的看法

祖国医学中有伤寒与温病两大学派，两者的争论，已历千数百年，至清代最为激烈，就是温病中又有温热与瘟疫的争论，三焦与伏气新感的争论，这些争论有属于学术性质的；有属于思想性质的。我们若能用辩证唯物和历史唯物的观点，分析一下，排除门户异己，厚古薄今成见，不难看出百家争鸣的精神，是推进学术的动力，一人提议，大家争论，问题愈辩愈明。况且医学是个实际经验，由实践提高到理论，由理论再通过实践，须要反复印证，方能逐步提高。虽然，还有许多问题，我们一时不能分析得完全正确，但是先贤的争议，正是我们仔细探讨的方向，我们既不能由于众说纷纭，莫衷一是，更不能囿于一家之说，而产生片面主观，要将问题一一罗列出来，加以研讨，方足以启迪吾人的智慧，开拓吾人的思考。

一、伤寒温病是矛盾的统一

祖国医学中伤寒温病同为外因热性病，内经素问热论篇说："人之伤于寒也，则为病热"。"今夫热病者，皆伤寒之类也"。难经五十八难说："伤寒有五，有中

风、有伤寒、有湿温、有热病，有温病"。由此可见内
难所指的伤寒是一切热性病的总称。张仲景著伤寒论
亦系沿袭内难而命名，他论述了人体伤于寒而发生热
性病的传变规律，建立了辨证论治原则，为汉代以前
医学的总结，对后代起到指导作用。但伤寒论中对于
温病仅太阳篇提到，"太阳病，发热而渴不恶寒者为温
病。"和"若发汗已，身灼热者为风温。"没有更详细的
论述。于是后贤通过临床实践，逐渐丰富并发展了伤寒
论的内容。首由刘河间提出："伤寒六经传变皆是热证"
的说法，主张清里热兼以辛凉解表为主的治法。这是伤
寒温热治法上一个最大分界岭。至明代王安道更把温病
的名称和治法以及发病机转，与伤寒截然分开，他说：
"温病不得混称伤寒，因伏热在内，虽见表证，惟以里
证为多，法当清里热为主，佐以清表之法，亦有里热清
而表自解"。又说："且温病热病亦有先见表证，而后传
里者，盖怫郁自内达外，热郁腠理，不得外泄，遂复还
里而成可攻之证，非如伤寒从表而始也"。这是温病从
伤寒分化而促成温热学说建立的关键。至汪石山、薛瘦
吟等依据王叔和序例所谓时行之气和感而即发的理论，
推求温病的成因有伏气新感和新感引动伏气三种；吴又
可、杨栗山创杂气、戾气之说更阐发了温热的病源和传
染性质。清代叶天士总结前人治疗温病的经验，提出
卫、气、营、血辨证纲领，与察舌、验齿、辨斑疹、白

瘄的诊治方法。吴鞠通又在叶氏的基础上提出了三焦辨证，于是温热学说从病因、机制到辨证论治完成整个理论体系。有些学者遂将它与伤寒对立起来，执古方不足以治今病，以非难伤寒，成为温热学派；伤寒家以温病不遵守六经法则为离经叛道，两大学派争论不休。平心而论，伤寒温病同是治疗外因热性病的经验和理论，又是同从整体观念出发，以辨证论治为主。伤寒为温热奠定了基础；温热又是在伤寒论的基础上进一步发展，两者是矛盾的统一。门户之争是不必要的。

二、卫、气、营、血，三焦是六经辨证的发展

仲景伤寒论以六经分证，太阳、阳明、少阳为三阳经代表热证；太阴、少阴、厥阴为三阴经代表寒证，创立传经、直中之说，以病变由三阳经逐渐发展为传经；病变迅速直见三阴证者为直中，历来以为辨证论治的准则。但由于历史的发展，后世发现的疾病种类愈来愈多，药物也日渐丰富，当然不是伤寒六经的理、法、方、药所能概括得了，比如温病皆有发热，就不牵涉三阴，温病虽发展迅速而无直中寒证，所以叶天士创立卫、气、营、血的辨证方法，说："大凡看法，卫之后，方言气；营之后，方言血，在卫汗之可也，到气才可清气，入营犹可透热转气，入血就恐耗血动血，直须凉血散血。"再从温病转变上看，以燥结肠胃发生消化系统症状为顺传，以侵犯心包发生神经症状为逆传，重点集中在阳证方面，分证上明确，观察上具体，是渊源于仲景六经传统而又发扬光大之。

至于三焦同样是一种辨证法则，吴鞠通温病条辨说："伤寒论六经，由表入里，由浅及深，须横看；本论三焦，由上及下，亦由浅及深，须竖看。"于是以上焦概括心肺，中焦脾胃，下焦肝肾。吴鞠通当时所见热病一定不能以仲景六经来概括，另立一种归纳方法，来加以区别，以便于观察正邪的消长，病程的进退，传染的途径和侵袭的脏器，同样起到理论指导实践作用。叶吴二氏并不否认六经，如叶氏对邪留三焦亦称为如伤寒中少阳病，燥结肠胃亦称为里结阳明；吴氏以上焦为太阴温病，中焦为阳明温病，下焦为少阴温病。但温病病情发展，既不同于伤寒，所以另建立一种规律，正是发展六经辨证的精神。

三、伏气的探讨

随着伤寒温病的争议而产生的有伏气新感学说，宋元以前，我国医家皆以伤寒为新感；温病为伏气。以后由临床实践观察到温病有伏气有新感，有新感引动伏气三种类型。虽然各家对伏气的原因性质藏伏部位所说尚不统一，但认识到确有伏气是一致的，伏气的原因，先以为寒，以后谓风寒暑湿六淫之邪皆能潜伏致病，潜伏之邪又皆郁久化火。伏邪有藏于肌肤、藏于骨髓，藏于少阴，藏于募原诸说，以后谓暑湿之邪，从口鼻吸受者，由肺胃而伏于膜原；风寒之邪，从皮毛袭入者，由太阳而伏于少阴，逐步推论，足见学术之发展。至伏邪发病机制，自里达表，自阴达阳，自血分达于气分，与新感相反，并说；伏气发病多而重，新感发病少而轻，重病皆新感引动伏气，证之临床，历历不爽。究竟伏气为何？古人从何而认识到疾病有潜伏的因素？如认为古人所谓之伏气即现代所谓急性传染病潜伏的细菌毒素，在过去历史条件的限制下，我们不必为古人炫夸，但可以看到这种科学预见性，在祖国医学中并不少见。古人以辨证求因，审因论治的精神，先从辨证而认识到病非仅由新感而有内发的因素，病既由内发必有先行藏伏的邪气，因而名之为伏气，正符合现代细菌毒素之理。祖国医学是由经验而获得真理，与现代医学由自然科学化验检查所发现正相同也。

四、温病的性质和分类

温病之名，首见于内经，六元正纪大论有："厉大至，民善暴死"和"温厉大行，远近咸若"等语，指出温病有急性和传染的性质。阴阳应象大论有："冬伤于寒，春必病温"。金匮真言论有："藏于精者，春不病温"。热论篇有："凡病伤寒而成温者，先夏至日者为病温，后夏至日者为病暑"。又有"热病者，皆伤寒之类也"。是指出温病的类属和发病季节。评热论有："有病温者，汗出辄复热而脉躁疾，不为汗衰，狂言不能食。"论疾诊尺篇有："尺肤热甚，脉甚躁者，病温也"。是指出温病的症状。由此归纳起来，可以得到温病的定义是多种热性病的总称，相当于现代医学所谓急性传染病。

科学愈进步，分类愈细致，吴鞠通继承叶氏经验著温病条辨分为九种，即：风温、温热、温疫、温毒、暑温、湿温、秋燥、冬温、温疟九种，在暑温后有伏暑；湿温后有寒湿，又附疟、痢、疸、痹四症，共为十五种。他的分类方法是根据四时六气及疾病的症候群而分类立名，与现代医学急性传染病以病原菌为诊断，所立病名是两个不同体系，虽难一一对照，但疾病的发生发展有一定过程，临床症候一病有一病的特征，又可以从诊断上获得两者相关的联系。初步体会：叶氏所谓"温邪上受，首先犯肺，逆传心包"。是着重风温、温热，与现代医学呼吸系传染病尤其肺炎、流感相符合。其所谓顺传肠胃，似流感之肠胃型；逆传心包似流感之神经型。叶氏所论湿邪着重湿热、湿温，包括肠伤寒与斑疹伤寒，痉厥包括脑膜炎，斑疹包括麻疹与猩红热，发颐相当于腮腺炎，黄疸相当于传染性肝炎，暑温相当于乙型脑炎，疟、痢则中西之名相同，这种病名的对照，取决于临床症状的表现，在诊断治疗上有重大意义，因为中医的辨证可以帮助西医的确诊，西医的化验检查可以证实中医的所见，两者是相得益彰。

再中医治疗急性传染病虽然所用药物已有多种经过药理试验证明其有作用于病原体，但中医治疗并非针对消灭病原体，而是以辨证论治为方法，扶正祛邪为目的。因病原体侵袭人体后，对某一器官某一系统所造成的某种障碍，即发现某种症状，中医用辨证的方法，加以辨识而予以治疗，消除其症状，即打破病原体在人身所造成的发病链锁环节而产生的障碍；一方面增强体力以抵抗疾病的损害。所以往往在病原体未找出以前即可以治疗致愈，因此采用中医的经验，必须研究中医的理论，若废医存药，则背道而驰矣。

五、温病治疗原则和宜忌

温病治疗原则：叶天士在春温篇内说"若因外邪先受，引动在里伏热，必先辛凉以解新邪；继进苦寒以清里热。"所以应该是：开始用辛凉解表，继则清透气热，或苦寒直折里热，终用甘寒或配咸寒以滋阴养液，此一定之法则也。

叶氏所指半凉自注为葱豉汤，葱白通阳，豆豉开发郁结，故为开手第一方。王孟英说："此汤为温热初病开手必用之剂，鞠通不察，舍近而图远遂为喻氏臆说所惑，以桂枝汤为初感之治，仍不能跳出伤寒圈子矣。"至王孟英主张加入芦根、桑叶、滑石之类；俞根初之葱豉桔梗汤〔七三〕临床上切实可用。

温病初期解表虽用辛凉之剂，但当避寒凝之品，恐遏邪反不易解，叶氏透风于热外，渗湿于热下，这种孤立分化法则，应当细为研究。世人一闻温病之名即乱投寒凉，反使表邪内闭，其热更甚，愈治而病愈重，至死不悟。

清气热为温病第二步治法，即用辛寒、苦寒或甘寒之剂，以清热除烦止渴生津，当温邪由卫分入于气分，热邪居上焦膈中，气分既未大热，又未成腑实，只宜轻清血气，如栀子豉汤之类。如大热、大渴、汗大出、脉洪大之证，则非轻剂所胜任，必用辛凉重剂白虎汤，白虎为剽悍之剂，叶天士所说："到气才可清气"。若邪热初传气分而表邪未尽撤除也不可予，否则易于凉遏。所以吴鞠通提出的白虎汤四项禁忌症。俞根初新加白虎汤〔七四〕；既有分解热郁之功，又无凉遏冰伏之弊。若邪从火化，里热口苦，烦渴、舌苔黄腻边尖红赤等症，则用黄芩汤苦寒清热。

温病清法中有辛寒、苦寒、甘寒。辛寒达热出表，苦寒直降泄热，甘寒养阴生津，虽然同是清热之功，有时苦寒复以甘寒，但性质不同各有其适应症又不容倒置。

温邪里结阳明亦须用下法，但温病之下法，既不同于伤寒，而风温、温热、湿温与温疫又复不同。叶子雨说："外感风温、温热阳明实症宜用承气大下者甚少，设挟湿尤不当重下，温疫则非下不可，盖蕴郁疫邪，必须釜底抽薪，故吴氏达原饮后多用下法也。"此说深能体会又可与天士立法之不同，而符合临床应用。

温邪以存津液为第一要着，若阳明病虽不大便，而脉不沉实，腹不硬痛，以及体虚当下而不任下者，鞠通立增液汤，取苦咸微寒，壮水制火，通二便，启肾水，增水行舟，寓泻于补，最稳最妙。但此适应于温邪迁延日久，液干多而热结少之症，若有湿邪蒙闭，久服元参、生地、麦冬，则动中宫之湿，痰气升浮，阴雾蔽天，气逆眼吊，肢冷神呆而死。

伤寒温热同为多种热性病之总称，即温病所包括之病种亦甚多。古人所谓伤寒下不厌迟；温热下不厌早，伤寒下之宜猛；湿热下之宜轻，伤寒里证当下，必待表证全罢；温热不论表邪罢与不罢。但兼里证即下，伤寒上焦有邪不可下，必待结在中下二焦方可下，温热上焦有邪亦可下，必待结在中下二焦始下，则有下之不通而死者。这些经验各有其适应症与禁忌症，要在辨证明确，灵活运用，即如本编所论肠伤寒与斑疹伤寒，前者病毒在于肠部，最大危险在于肠出血；后者病毒在于血分，最大危险在毒素入脑，所以前者忌攻下，而后者则宜攻下，同隶属于中医湿温的范畴，又何能拘执一方一法。

高热引起神昏谵语，温病有清热解毒芳香开窍之法，温邪陷入心包用清心开窍法；秽浊蒙闭清窍用芳香开窍法；湿热挟痰蒙闭心包以清热化湿开浊祛痰并用，这种寓原因疗法于随证治疗之内，确是治疗热性病进一步的发展。但如审证不清，用药不当，乱投香窜之品，反易导邪内陷。

抽搐发痉临床称为肝风，有虚实之分；热极生风，发痉神昏，手足抽搐，或牙关紧闭，口吐涎沫者属实宜凉肝熄风，如羚羊钩藤汤〔七五〕，真阴欲竭，虚阳妄动，身热不壮，舌干绛少苔，手足蠕动或瘛疭属虚，宜滋填潜阳如三甲复脉及阿胶鸡子黄汤〔七六〕等。

温病以温热、湿热为两大纲，温热多挟湿，湿温为湿热合气，所以化湿一法在温病中应用频繁，有淡渗、温燥、苦降辛开、芳香化浊诸法，皆以孤立分化使病易解，首当辨其热重湿重，一面清热，一面化湿。早用甘寒；最易恋邪，恣用苦寒；又易化燥，热结者，自当清利；阴竭者，不可淡渗，要在斟酌尽善，庶无遗憾。

温病久用清凉药不效，就应察其热之所附，如无所附丽之热，为虚而无形；如盛夏炎热，遇凉即解；有所附丽之热，为实而有物。如痰滞血积之类，不去其物，但清其热而无效，须视其附丽者为何物，而于清热方中，加入对症之药，其效始捷。

温病本不当补，而有屡经汗下清解不退者，则必待补而后愈。此为病药所伤，当细察其所伤之在阴在阳，施以补阴补阳之法。温病为热症，伤阴者多，然亦有用药太过，而伤阳者，则补阳补阴之法，又不可偏废。凡屡经汗下而烦加甚者，当补其阴；热退而昏倦胸痞下利不止者，当补其阳。

总之，温病争期宜辛凉解肌，与伤寒之辛温发汗不同；中期虽与阳明证相似，而清热解毒、芳香开窍与伤寒之猛攻猛下不同；末期滋阴补液与伤寒之温热兴奋又不同，所以在伤寒论的基础上而进一步发展完成了急性热病治疗体系。

方剂索引

〔一〕**牛黄丸**：（温病条辨） 牛黄 郁金 犀角 黄
连 硃砂 梅片 射香 珍珠 山栀 雄黄 黄
芩 金箔衣

按：牛黄丸有数方，此处按症以用温病条辨"安宫牛黄
丸"为宜。

〔二〕**至宝丹**：（局方） 犀角 朱砂 雄黄 琥珀 玳
瑁 牛黄 射香 龙脑 金银箔 水安息香。

〔三〕**清营汤**：（温病条辨） 犀角 生地 元参 竹叶
心 麦冬 丹参 黄连 银花 连翘。

〔四〕**神犀丹**：（温热经纬） 犀角 石菖蒲 黄芩 生
地 银花 粪清 连翘 板蓝根 香豉 元
参 花粉 紫草 （如无粪清可加入人中黄）

〔五〕**麻黄汤**：（伤寒论） 麻黄 桂枝 杏仁 甘草

〔六〕**桂枝汤**：（伤寒论） 桂枝 生姜 芍药 大枣 炙
甘草

〔七〕**银翘散**：（温病条辨） 连翘 银花 桔梗 薄
荷 竹叶 生甘草 芥穗 淡豆豉 牛蒡子 鲜
苇根汤煎。

〔八〕**桑菊饮**：（温病条辨） 杏仁 连翘 薄荷 桑
叶 菊花 苦梗 甘草 苇根

〔九〕**白虎汤**：（伤寒论）　石膏　知母　甘草　粳米

〔一〇〕**大承气汤**：（伤寒论）　大黄　芒硝　枳实　厚朴

〔一一〕**新加黄龙汤**：（温病条辨）　细生地　生甘草　人
　　　参　生大黄　芒硝　元参　麦冬（连心）　当
　　　归　海参　姜汁

〔一二〕**宣白承气汤**：（温病条辨）　生石膏　生大黄　杏
　　　仁粉　栝蒌皮

〔一三〕**导赤承气汤**：（温病条辨）　赤芍　细生地　生大
　　　黄　黄连　黄柏　芒硝

〔一四〕**牛黄承气汤**：（温病条辨）　安宫牛黄丸化开调生
　　　大黄末

〔一五〕**增液承气汤**：（温病条辨）　增液汤内加大黄
　　　芒硝

〔一六〕**清宫汤**：（温病条辨）　元参心　竹叶卷心　莲子
　　　心　连翘心　犀角尖　莲心麦冬

〔一七〕**紫雪散**：（局方）　滑石　石膏　磁石　寒水石
　　　羚羊角　犀角　木香　沉香　丁香　升麻　元
　　　参　炙甘草　朴硝　硝石　辰砂　射香　一方
　　　加黄金

〔一八〕**黄芩汤**：（伤寒论）　黄芩　芍药　甘草　大枣

〔一九〕**小柴胡汤**：（伤寒论）　柴胡　黄芩　半夏　人
　　　参　甘草　生姜　大枣

〔二〇〕**玉女煎**：（张景岳方）　石膏　熟地　麦冬　知母

牛膝

〔二一〕**黄连阿胶汤**：（伤寒论） 黄连 黄芩 阿胶 芍
药 鸡子黄

〔二二〕**猪肤汤**：（伤寒论） 猪肤 白蜜 米粉

〔二三〕**加减复脉汤**：（温病条辨） 炙甘草 干地黄 生
白芍 麦冬 阿胶 麻仁

〔二四〕**大定风珠**：（温病条辨） 生白芍 生龟板 阿
胶 干地黄 麻仁 五味子 生牡蛎 麦冬
炙甘草 鸡子黄 鳖甲

〔二五〕**小定风珠**：（温病条辨） 鸡子黄 真阿胶 生龟
板 童便 淡菜

〔二六〕**护阳和阴汤**：（温病条辨） 白芍 炙甘草 麦冬
人参 干地黄

〔二七〕**益胃汤**：（温病条辨） 沙参 麦冬 冰糖 细生
地 玉竹

〔二八〕**五汁饮**：（温病条辨） 梨汁 荸荠汁 藕汁 鲜
苇根汁 麦冬汁

〔二九〕**牛乳饮**：（温病条辨） 牛乳

〔三〇〕**达原饮**：（温疫论） 槟榔 草果 厚朴 黄芩
知母 芍药

〔三一〕**化斑汤**：（温病条辨） 犀角 元参 石膏 知母
粳米 甘草

〔三二〕**桂枝白虎汤**：（金匮方） 即白虎汤加桂枝

〔三三〕**三黄石膏汤：**（陶华方）　石膏　黄芩　黄莲　黄
　　柏　麻黄　栀子　淡豆豉　葱白

〔三四〕**小陷胸汤：**（伤寒论）　瓜蒌实　黄莲　半夏

〔三五〕**温胆汤：**（千金方）　半夏　陈皮　茯苓　甘草
　　竹茹　枳实

〔三六〕**茵陈蒿汤：**（伤寒论）　茵陈　栀子　大黄

〔三七〕**栀子檗皮汤：**（伤寒论）　栀子　甘草　黄檗

〔三八〕**二妙散：**（丹溪心法）　黄柏　苍术

〔三九〕**竹叶石膏汤：**（伤寒论）　竹叶　石膏　人参　甘
　　草　麦冬　粳米　半夏

〔四〇〕**五苓散：**（伤寒论）　茯苓　猪苓　泽泻　白术
　　桂枝

〔四一〕**桂苓甘露饮：**（宣明论）　茯苓　猪苓　泽泻　白
　　术　肉桂　石膏　寒水石　滑石　甘草

〔四二〕**三仁汤：**（温病条辨）　杏仁　白蔻仁　生苡仁
　　飞滑石　通草　竹叶　厚朴　半夏

〔四三〕**泻心汤：**（伤寒论）　大黄　黄连　黄芩
按：伤寒泻心汤有五，此处按症宜用大黄黄连泻心汤。

〔四四〕**温脾汤：**（千金方）　大黄　人参　熟附子　炮姜

〔四五〕**栀子豉汤：**（伤寒论）　栀子　豉

〔四六〕**半夏泻心汤：**（伤寒论）　半夏　黄芩　黄连　人
　　参　甘草　干姜　大枣

〔四七〕**宣痹汤：**（温病条辨）　枇杷叶　通草　郁金　射

干　香豉

〔四八〕**三香汤**：（温病条辨）　瓜蒌皮　焦栀　桔梗　枳壳　郁金　香豉　降香末

〔四九〕**小承气汤**：（伤寒论）　大黄　枳实　厚朴

〔五〇〕**调胃承气汤**：（伤寒论）　大黄　芒硝　甘草

〔五一〕**凉膈散**：（局方）　薄荷　连翘　黄芩　山栀　大黄　芒硝　甘草　白蜜　竹叶

〔五二〕**炙甘草汤**：（伤寒论）　炙甘草　桂枝　人参　生地　麻仁　阿胶　麦冬　生姜　大枣

〔五三〕**晋三犀角地黄汤**：（古方选注）　犀角　地黄　连翘　甘草

〔五四〕**导赤散**：（钱乙方）　生地　木通　甘草　竹叶

〔五五〕**保和丸**：（朱丹溪方）　神曲　山楂　茯苓　半夏　陈皮　连翘　莱菔子（一方有麦芽）

〔五六〕**升麻葛根汤**：（医宗金鉴）　升麻　葛根　山栀　白芍　柴胡　黄芩　黄连　木通　甘草

〔五七〕**升麻清胃汤**：（医宗金鉴）　石膏　牡丹皮　黄芩　生地　黄连　升麻

〔五八〕**理中汤**：（伤寒论）　人参　白术　炙草　炮姜

〔五九〕**四君子汤**：（局方）　人参　白术　茯苓　甘草　加姜枣

〔六〇〕**可保立甦汤**：（医林改错）　生黄芪　党参　甘草　白术　当归　白芍　炒枣仁　山萸　枸杞　故

纸　核桃

〔六一〕三甲复脉汤（温病条辨）　即加减复脉汤　加牡
蛎　鳖甲　龟板

〔六二〕**清温败毒饮**：（余师愚方）　生石膏　小生地　乌
犀角　真川连·　栀子　桔梗　黄芩　知母　赤
芍　元参　连翘　甘草　丹皮　鲜竹叶

〔六三〕**珠黄散**：（局方）　珍珠　西黄　琥珀　西瓜霜

〔六四〕**玉枢丹**：（通行方）　山慈菇　大戟　千金霜　苏
合香　冰片　射香　硃砂　雄黄　文蛤

〔六五〕**五叶芦根汤**：（薛生白方）　藿香梗　佩兰叶　薄
荷叶　鲜荷叶　杷叶　冬瓜仁　芦根（一方有
鲜稻叶）

〔六六〕**麦门冬汤**：（金匮方）　麦门冬　人参　甘草　大
枣　粳米　半夏

〔六七〕**清燥救肺汤**：（医门法律）　冬桑叶　生石膏　人
参　甘草　枇杷叶　杏仁　麦门冬　真阿胶
胡麻仁

〔六八〕**葱豉汤**：（肘后方）　葱白　香豉

〔六九〕**阳旦汤**：（千金方）　桂枝　黄芩　甘草　芍药
生姜　大枣

〔七〇〕**飞龙夺命丹**：（通行方）　牛黄　辰砂　麻黄　冰
片　人中白　月石　射香　珍珠　牙皂　腰黄
灯草灰　青黛　明矾　蟾酥　银硝　赤金箔

〔七一〕**桂枝红花汤**:（王海藏方） 即桂枝汤加红花

〔七二〕**桃仁承气汤**:（伤寒论） 桃仁 桂枝 大黄 芒硝 甘草

〔七三〕**葱栀桔梗汤**:（俞氏经验方） 葱白 苦桔梗 焦山栀 淡豆豉 薄荷 连翘 生甘草 鲜淡竹叶

〔七四〕**新加白虎汤**:（俞氏经验方） 薄荷 生石膏 鲜荷叶 陈仓米 知母 益元散 鲜竹叶 嫩桑枝 活水芦笋 灯心

〔七五〕**羚羊钩藤汤**:（俞氏经验方） 羚角片 桑叶 川贝 鲜生地 双钩藤 滁菊花 茯神 生白芍 生甘草 淡竹茹

〔七六〕**阿胶鸡子黄汤**:（俞氏经验方） 阿胶 生白芍 石决明 双钩藤 大生地 清炙草 茯神 生牡蛎 络石藤 鸡子黄